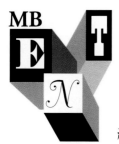

編集企画にあたって……

　近年の鼻科手術においては，1980 年代より内視鏡が導入され，以前の根治手術とは異なる低侵襲の手術が普及したことが最も大きな変化と言えます．さらに，内視鏡を利用した経鼻的アプローチによる手術は，慢性副鼻腔炎はもとより，多くの疾患に対して適応がひろがりつつあります．手術用ナビゲーションシステムや powered instruments（マイクロデブリッダー，内視鏡用ドリル）などの手術支援機器の発達によって，高度病変例や再手術例，さらには頭蓋底や翼口蓋窩の病変に至るまで低侵襲な手術が可能となり，鼻科手術は劇的な進歩を遂げました．しかし，論語の「故きを温ねて新しきを知る，以って師と為るべし」の言葉どおり，これまでの鼻科手術の変遷も忘れてはいけません．手術は先人の知恵から学ぶことも数多くあり，脈々と受け継がれる基本概念を理解したうえで手術にあたっていただきたいと思います．そのため本特集では，鼻の内視鏡手術を精力的に行っているだけでなく，手術の基本概念を熟知している選りすぐりのエキスパートの先生方に執筆をお願いしました．

　本特集の構成については，まず総論として，新たな手術支援機器がいかに鼻副鼻腔疾患に対する内視鏡手術の適応の拡大をもたらしたかというテーマについて，これまでの歴史を紐解いて解説しました．次に各論として，基本的な術式である「内視鏡下鼻副鼻腔手術」，「内視鏡下鼻中隔手術」，「下鼻甲介手術および後鼻神経切断術」，それらを応用した「内視鏡下上顎内側部分切除術」，「内視鏡下拡大前頭洞手術」，「内視鏡下涙嚢鼻腔吻合術」，「経鼻内視鏡頭蓋底手術」について解説していただきました．さらに最近の話題として，鼻副鼻腔悪性腫瘍の治療における内視鏡手術の位置づけについて，その将来展望も含めて解説していただきました．最後には，すべての術者が避けて通れない「副損傷とその対応」という普遍的で最も重要なテーマについて解説していただきました．

　本特集では，「コツと pitfall」というサブタイトルのとおり，経験豊かな術者の手術のコツだけでなく，その手術に潜む pitfall を学ぶことができます．そのため，これから手術手技を習得しようとする若手医師だけでなく，熟練した専門医にとっても有益な情報が得られる手術ガイドとなっており，自身のこれまでの手術を見直すよい機会になるのではないでしょうか．手術を行う前はもとより，手術中に予期せぬ対応を求められた際にも，必要に応じてぜひご一読下さい．

　最後に，本企画に応えて，すばらしい内容の原稿を執筆してくださいましたエキスパートの先生方に厚く御礼申し上げます．

2022 年 5 月

吉川　衞

KEY WORDS INDEX

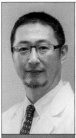

飯村　慈朗
（いいむら　じろう）

1997年	東京慈恵会医科大学卒業
1999年	同大学耳鼻咽喉科入局
	同大学耳鼻咽喉科，助教
2006年	獨協医科大学附属病院，学内講師
2010年	太田総合病院，部長
2011年	東京慈恵会医科大学耳鼻咽喉科，講師
2018年	同，准教授
	東京歯科大学市川総合病院耳鼻咽喉科，准教授
2021年	同，教授

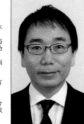

中丸　裕爾
（なかまる　ゆうじ）

1990年	北海道大学卒業
1997年	同大学大学院医学研究科外科系専攻博士課程修了
2002年	北海道大学医学部附属病院，助手
2004～05年	英国 imperial college national heart and lung institute に留学
2007年	北海道大学病院，講師
2018年	同大学大学院医学研究院，准教授

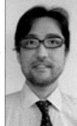

横井　秀格
（よこい　ひでのり）

1993年	順天堂大学卒業
	同大学耳鼻咽喉科入局
1999年	同大学大学院修了
	順天堂浦安病院耳鼻咽喉科，助手
2000年	順天堂静岡病院耳鼻咽喉科，助手
2001年	順天堂大学耳鼻咽喉科，講師
2004年	米国ジョンズ・ホプキンス大学留学
2007年	順天堂大学耳鼻咽喉科，講師
2008年	順天堂浦安病院耳鼻咽喉科，准教授
2011年	杏林大学医学部耳鼻咽喉科，准教授

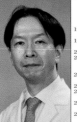

小澤　宏之
（おざわ　ひろゆき）

1998年	慶應義塾大学卒業
1999年	同大学耳鼻咽喉科入局
2002年	日本鋼管病院耳鼻咽喉科
2003年	独立行政法人国立病院機構東京医療センター耳鼻咽喉科
2005年	慶應義塾大学医学部，助手（耳鼻咽喉科）
2007年	静岡赤十字病院耳鼻咽喉科
2011～13年	米国ジョンズホプキンス大学留学
2013年	けいゆう病院耳鼻咽喉科，医長
2014年	慶應義塾大学医学部，講師（耳鼻咽喉科学）
2021年	同，教授

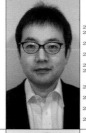

野村　和弘
（のむら　かずひろ）

2001年	東北大学卒業
2002年	同大学耳鼻咽喉・頭頸部外科入局
2005～07年	米国カンザス州立大学留学
2007年	東北大学病院耳鼻咽喉・頭頸部外科，助教
2014年	同，院内講師
2015年	自治医科大学さいたま医療センター耳鼻咽喉科，学内講師
2016年	東北労災病院耳鼻咽喉科，副部長
2017年	東北大学病院耳鼻咽喉・頭頸部外科，助教
2018年	東北労災病院耳鼻咽喉科，副部長
2019年	東北公済病院耳鼻いんこう科，副部長

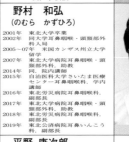

吉川　衛
（よしかわ　まもる）

1993年	東京慈恵会医科大学卒業
	同大学耳鼻咽喉科，助手
1995年	同大学耳鼻咽喉科，助手
2000年	国立小児病院小児医療研究センター免疫アレルギー研究部，研究員
2006年	東京慈恵会医科大学耳鼻咽喉科，講師
2012年	東邦大学医学部耳鼻咽喉科，准教授
2014年	同，教授

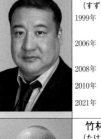

鈴木　慎也
（すずき　しんや）

1999年	北里大学卒業
	三重大学耳鼻咽喉科入局
2006年	同大学医学部附属病院耳鼻咽喉・頭頸部外科，助教
2008年	同大学大学院医学系研究科修了，医学博士
2010年	鈴鹿中央総合病院耳鼻咽喉科，医長
2021年	市立四日市病院耳鼻咽喉科，部長

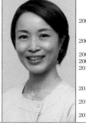

平野　康次郎
（ひらの　こうじろう）

2007年	昭和大学卒業
2009年	同大学耳鼻咽喉科学講座，助教（員外）
2013年	同大学大学院医学研究科外科系耳鼻咽喉科学修了
	同大学耳鼻咽喉科学講座，助教
2014年	同大学江東豊洲病院耳鼻咽喉科，助教
2016年	同，講師
2017年	同大学耳鼻咽喉科頭頸部外科学講座，講師

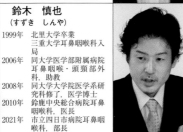
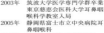

竹林　宏記
（たけばやし　ひろのり）

2000年	兵庫医科大学卒業
2001年	同大学病院耳鼻咽喉科研修医
2003年	大阪厚生年金病院フェロー
2005年	兵庫医科大学病院耳鼻咽喉科，臨床助手
2006年	同，病院助手
2007年	同，助教
2011年	大阪厚生年金病院耳鼻咽喉科，医長
2012年	大阪船員保険病院耳鼻咽喉科，医長
	兵庫医科大学耳鼻咽喉科・頭頸部外科，非常勤講師
	大阪みなと中央病院耳鼻咽喉科，医長
2014年	同，部長
2016年	同，部長
2018年	同病院耳鼻咽喉科部長・涙道サージセンター長

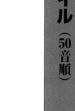

森　恵莉
（もり　えり）

2003年	筑波大学医学専門学群卒業
	東京慈恵会医科大学耳鼻咽喉科学教室入局
2005年	静岡県富士市立中央病院耳鼻咽喉科
2006年	太田総合病院耳鼻咽喉科
2009年	聖路加国際病院耳鼻咽喉科
2013年	ドイツ，ドレスデン工科大学附属病院耳鼻咽喉科 Smell and Taste Lab 留学
2014年	東京慈恵会医科大学附属第三病院耳鼻咽喉科，助教
2016年	同大学耳鼻咽喉科学教室，助教
2017年	同，講師

CONTENTS

Step up! 鼻の内視鏡手術
—コツと pitfall—

編集企画／吉川　衛
東邦大学医療センター
大橋病院教授

Monthly Book ENTONI　No. 273/2022. 7　目次

編集主幹／曾根三千彦　香取幸夫

【ENTONI® （エントーニ）】
ENTONIとは「ENT」（英語のear, nose and throat：耳鼻咽喉
科）にイタリア語の接尾辞 ONE の複数形を表す ONI をつけ，
耳鼻咽喉科領域を専門とする人々を示す造語．

新刊

よくわかる 耳管開放症

―診断から耳管ピン手術まで―

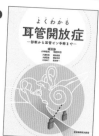

著者
小林俊光　池田怜吉 ほか

2022年5月発行　B5判　284頁　定価8,250円（本体価格7,500円＋税）

耳管開放症とは何か…病態や症状、検査、診断に留まらず、耳管の構造、動物差まで、現在までに行われている本症の研究の全てと世界初の耳管開放症治療機器「耳管ピン」の手術やその他治療法についても紹介し、耳管開放症を網羅した本書。研究の歴史や機器開発の過程なども余すところなく掲載し、物語としても楽しめる内容です。目の前の患者が耳管開放症なのか、そして治療が必要な症状なのか、診療所での鑑別のためにぜひお役立てください。

目次

全日本病院出版会　〒113-0033 東京都文京区本郷 3-16-4　Tel：03-5689-5989
www.zenniti.com　Fax：03-5689-8030

MB ENT, 273：1-5, 2022

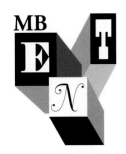

◆特集・Step up！鼻の内視鏡手術―コツと pitfall―

内視鏡手術における手術支援機器の進歩と適応拡大

吉川　衛*

Abstract 鼻副鼻腔疾患の手術に1980年頃より内視鏡が導入され，以前の根治手術とは異なる低侵襲の手術が普及してきた．さらに，内視鏡を利用した経鼻的アプローチによる手術は，外傷や腫瘍性病変など，多くの疾患に対して適応がひろがりつつある．手術用ナビゲーションシステムや powered instruments（マイクロデブリッダー，内視鏡用ドリル）などの手術支援機器の発達によって高度病変例や再手術例，さらには頭蓋底や翼口蓋窩の病変に至るまで低侵襲な手術が可能となっている．かつての額帯鏡の光のもとでの裸眼による鼻内手術はもとより，筆者が内視鏡下鼻内副鼻腔手術を始めた1990年代と比べると，現在主流となっているハイビジョン画像や4K画像などの高解像度映像による術野には，隔世の感を禁じ得ない．

本稿においては，新たな手術支援機器がいかに鼻副鼻腔疾患に対する内視鏡手術の適応の拡大をもたらしたかというテーマについて，これまでの歴史を紐解いて解説する．

Key words 鼻副鼻腔疾患（nasal and paranasal sinus disease），内視鏡手術（endoscopic surgery），手術用ナビゲーションシステム（surgical navigation system），マイクロデブリッダー（microdebridder），高解像度映像（high-resolution image）

はじめに

現在では，慢性副鼻腔炎に対する手術は内視鏡下で行うことが論を俟たないが，1990年代頃までは，施設によっては Caldwell-Luc 手術などの鼻外切開による手術が当然のごとく行われていた．2000年代以降に手術を始めた先生には信じ難いことかもしれないが，再手術症例への問診で手術歴について詳しく聞いてみると意外と多くの患者が鼻外切開による手術を受けている．未だに術後性頬部嚢胞などの医原性の嚢胞性疾患が後を絶たないこともその表れである．これは，鼻副鼻腔疾患の手術に内視鏡が導入されてからまだ40年ほどの歴史しかなく，本邦では1990年代になってから徐々に全国に普及していったためである．当初は主に慢性副鼻腔炎患者に対して行われていた内視鏡手術が，その手術支援機器のめざましい進歩により適応が拡大していくのは2000年代になってからである．最近の日本鼻科学会の学術講演会では，熟練した術者を凌駕する勢いで，若手医師が競い合うように手術手技に関する発表を行っていることからもその様子が窺える．

本特集「Step up！鼻の内視鏡手術―コツと pitfall―」では，筆者も尊敬してやまない鼻科手術のエキスパートの先生方にその進歩した内視鏡手術について解説していただいた．これから経験を重ねていく若手医師だけでなく，熟練した専門医にとっても有益な最新の情報が得られる内容となっており，自身のこれまでの手術を見直すよい機会になると思われる．

慢性副鼻腔炎手術への内視鏡の導入

慢性副鼻腔炎に対する手術においては，100年以上前に考案された Caldwell-Luc 手術や Killian

* Yoshikawa Mamoru，〒153-8515 東京都目黒区大橋 2-22-36　東邦大学医学部耳鼻咽喉科学講座（大橋），教授

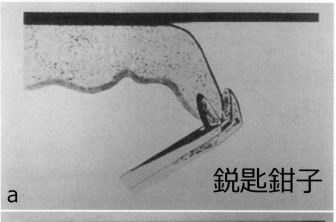

鋭匙鉗子

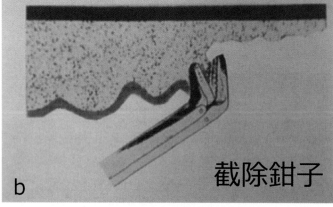

截除鉗子

図 1.
病的粘膜の処理方法の変化
従来は病的粘膜をすべて除去して骨面を
露出する手技が主流であったが(a)，病的
粘膜のみを削りとり骨面を露出させない
ようにする手技が現在では国際標準と
なっている(b)

法などの鼻外切開によるアプローチが長らく主流
であった．これらの手術では，病変部位を粘膜ご
とすべて除去していたが，一方で，換気と排泄路
をつけて洞内の病的粘膜を改善させるという保存
的な鼻内手術も古くから行われていた．その多く
は鼻外手術との併用であった中で，鼻内よりすべ
ての副鼻腔を開放し，換気を改善させることに
よって治癒に導く手術手技を，本邦の高橋(研)が
1918 年に報告した[1]．その術式は，高橋(研)の女
婿であった東京慈恵会医科大学教授(当時)の高橋
(良)に引き継がれ，理論的な裏付けをされ体系化
された[2]．この鼻内手術が，現在行われている内
視鏡手術の原型となっているが，狭い視野で行わ
れる裸眼での鼻内手術はその難度から一部の熟練
した術者しか行えず，副損傷のリスクも高かった．

　その視野の悪さを補うため，1980 年代より内視
鏡が鼻内手術に導入されるようになり，本邦の先
駆者の一人である足川が 1985 年に和文で報告し
ている[3]．その後，欧米より内視鏡下での鼻内手
術についての論文が相次いで刊行され[4][5]，少し遅

れて東京慈恵会医科大学の森山らが英文で報告し
た[6]．内視鏡(直視鏡，斜視鏡)の導入により安全
かつ的確に鼻内手術を行えるようになったこと
で，この術式が広く普及しただけでなく，術後成
績が飛躍的に向上した．術後成績の向上において
は，病的粘膜の処理方法や術後治療の工夫も大き
な要因となっている．それまでは，鋭匙鉗子など
により病的粘膜をすべて除去して骨面を露出する
手技が主流であったが，mucosal preservation と
呼ばれる，截除鉗子により病的粘膜のみを削りと
り骨面を露出させないようにする手技を森山らが
提唱し，現在では国際的な基本手技として認めら
れている(図1)．また，術後治療としてマクロラ
イド系抗菌薬の少量長期投与を行ったところ，自
覚症状や内視鏡所見が有意に改善した[7]．

　しかし，慢性副鼻腔炎に対するこの内視鏡下鼻
内副鼻腔手術(endoscopic sinus surgery；ESS)と
呼ばれる術式が急速に普及し，その治癒率が向上
すると，一部に難治性の病態が存在することが問
題となってきた．慢性副鼻腔炎に対して ESS を

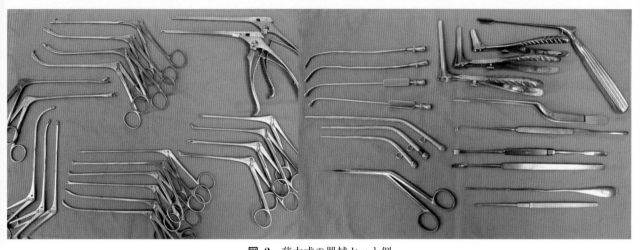

図 2. 慈大式の器械セット例
内視鏡手術に適した細径の截除鉗子を中心として，様々な弯曲の鉗子類の開発や改良が行われてきた

行った 153 症例（295 側）について解析した結果，アレルギー性鼻炎合併例，喘息合併例においては，手術療法のみでは治癒しない症例が多く存在することが 1995 年に報告された[8]．その後，さらに難治例の臨床的な背景を検討したところ，アスピリン喘息を含めた非アトピー性気管支喘息を合併している症例が多く，末梢血中の好酸球増多や，鼻粘膜，鼻茸に著明な好酸球浸潤を認めることが解明された[9]．それらの結果をふまえて，2001 年に森山，春名らによって好酸球性副鼻腔炎という疾患概念が初めて提唱された[10]．このように，慢性副鼻腔炎手術への内視鏡の導入が，新たな難治性病態の認識に貢献したともいえる．

手術支援機器の進歩と適応拡大

この ESS の普及に伴い，截除鉗子を中心とした慈大式の鉗子類（図 2）などの手術器具の開発や改良がなされ，やがてマイクロデブリッダーのような powered instruments も使用されるようになった[11]．当初は，整形外科の関節鏡下手術用のシェーバーなどを流用していたが，ESS 用に改良されたマイクロデブリッダーが登場してからは次第に広く使用されるようになっていった．筆者自身も，Stryker 社の Hummer 2® や Xomed 社（現 Medtronic 社）の XPS® を 1998 年に初めて ESS で使用した．当初は弯曲したブレードもなかったが，その後，多くの改良がなされ，現在では高周波エネルギーデバイスが搭載されたブレードや，先端孔付きのブレードもあり，バイポーラや吸引管に持ちかえることなく止血や吸引を行うことができる．また，従来はノミやスタンツェで骨を削除していたが，内視鏡用ドリルが登場して精密かつ的確に骨削除を行うことができるようになり，鼻内手術の状況を一変させた．Draf 手術，EMM，EMMM などの術式を行う際には必須のデバイスである．さらに，前頭蓋底などの鼻副鼻腔外の深部領域へのアプローチも行えるようになり，内視鏡手術の適応となる疾患も拡大した．現在では，マイクロデブリッダーとともに経鼻の内視鏡手術にはなくてはならない手術支援機器となっている．

さらに，手術用ナビゲーションシステムの登場も，内視鏡手術の適応拡大に大きく貢献した．1993 年の Zinreich らの報告[12]などに端を発し，その後徐々に普及してきた手術支援機器であるが，筆者が InstaTrak® という磁場式のナビゲーションシステムに初めてふれたのは 1998 年だったと記憶している．1999 年 11 月に第 1 回耳鼻咽喉科ナビゲーション研究会が金沢医科大学の友田教授（当時）の主催で開催されてからは，この手術支援機器の有用性について本邦でも広く理解されるようになった．2006 年に先進医療「画像支援ナビゲーションシステムによる内視鏡下鼻内副鼻腔手術」として認可され，2008 年にはナビゲーション加算（2,000 点）が保険収載された．副鼻腔は頭蓋

や眼窩と隣接しており，解剖学的なバリエーションも多いことから，血管損傷だけでなく，視器損傷や髄液漏などの重篤な副損傷も少なからず存在する．その中でも，一部の副鼻腔嚢胞(多房性，骨壁の厚い孤立性)や再手術症例などは，鼻副鼻腔形態が大きく変貌しているため，内視鏡下の視野だけでは病巣や危険部位の位置情報を把握しにくい困難症例ともいえる．特にこのような症例では，術中だけでなく，術前のプランニングにおいても手術用ナビゲーションシステムが非常に重要な手術支援機器となる．

高解像度映像がもたらすストレスフリー手術

以前はCCDの画質が悪く，モニターも当然ブラウン管であったため，こまめな止血などによって，暗くて粗い映像を何とかよく見えるよう工夫したものである．近年になり，フルハイビジョンといわれる1920×1080ピクセルの映像にも十分衝撃を受けたが，既に8K内視鏡システム(7680×4320ピクセル)まで登場しており，4K内視鏡(3840×2160ピクセル)が標準的な手術支援機器となる日も近いと思われる．この4K内視鏡を導入することによって，術野がさらに明るく鮮明となり，組織の艶・質感の把握や，微細組織(血管・神経など)の識別が容易となる．さらに，モニターを標準的なサイズである31インチから55インチへ拡大すると，術野が物理的に大きく見えることで，マイクロサージャリーのような拡大視により繊細な処置が可能となり，術野への没入感も加わる．かつ，画像を拡大しても画質の劣化が少ないことも4K内視鏡の利点であるため，ズーム機能を使用することによって，内視鏡を近づけることなく術野を拡大することができる．この機能は，特にドリルによって骨削除を行う際などに有用と思われる．ここまで高解像度の映像が経鼻の内視鏡手術に必須とはいえないかもしれないが，手術時のストレスが軽減することは明らかである．

おわりに

本稿では，慢性副鼻腔炎に対する鼻内手術への内視鏡の導入から，手術支援機器の進歩によるその適応拡大まで，その歴史を紐解いて解説した．現在では当然のように行われている内視鏡手術は，先人たちの叡智により生み出されたものであり，その先人の中には多くの日本人がいたことを忘れないでいただきたい．理論の平易化やプレゼンテーション能力に長けた欧米人の術者に傾倒している先生をよく見かけるが，恩師の森山寛先生の卓越した手術手技を間近で見てきた筆者は，この日本にこそ，すばらしい術者が多くいると信じてやまない．

文 献

1) 高橋研三：高橋鼻内整形手術．耳鼻咽喉科，**32**(1)：5-22, 1960.
2) 高橋　良：慢性篩骨洞炎の鼻内手術法．手術，**4**(3)：105-116, 1950.
3) 足川力雄：内視鏡下の鼻内検査と手術．日鼻誌，**23**(2)：254-258, 1985.
4) Stammberger H：Endoscopic surgery for mycotic and chronic recurring sinusitis. Ann Otol Rhinol Laryngol, **119**：1-11, 1985.
5) Kennedy DW, Zinreich SJ, Rosenbaum AE, et al：Functional endoscopic sinus surgery. Theory and diagnostic evaluation. Arch Otolaryngol, **111**(9)：576-582, 1985.
6) Moriyama H, Ozawa M, Honda Y：Endoscopic endonasal sinus surgery. Approaches and post-operative evaluation. Rhinology, **29**(2)：93-98, 1991.
    Summary ESSを施行した慢性副鼻腔炎患者において臨床症状は全体で73%改善したが，後鼻漏と比較して鼻漏や鼻閉の改善率が高かった．
7) Moriyama H, Yanagi K, Ohtori N, et al：Evaluation of endoscopic sinus surgery for chronic sinusitis：post-operative erythromycin therapy. Rhinology, **33**(3)：166-170, 1995.
8) 深見雅也，柳　清，浅井和康ほか：内視鏡下鼻内手術の適応 術後経過不良例の検討．日耳鼻会報，**98**(3)：402-409, 1995.
9) 深見雅也，浅井和康，柳　清ほか：術中所見よ

り見た慢性鼻副鼻腔炎の病態分類．耳展，**40**：
150-154，1997．

10) 春名眞一，鴻　信義，柳　清ほか：好酸球性副鼻腔炎（Eosinophilic Sinusitis）．耳展，**44**(3)：195-201，2001．

11) Christmas DA Jr, Krouse JH：Powered instrumentation in functional endoscopic sinus surgery. I：Surgical technique. Ear Nose Throat J,

75(1)：33-36, 39-40, 1996.

Summary FESS でマイクロデブリッダーを使用すると，出血を最小限に抑えて手術時間を短縮し，術後の治癒を早めることができた．

12) Zinreich SJ, Tebo SA, Long DM, et al：Frameless stereotaxic integration of CT imaging data：accuracy and initial applications. Radiology, **188**(3)：735-742, 1993.

Monthly Book

エントーニ

ENT○NI

No. 257

好評増刊号!!

2021年4月増刊号

みみ・はな・のどの 外来診療update

― 知っておきたい達人のコツ26 ―

■ 編集企画　市村恵一（東京みみ・はな・のどサージクリニック名誉院長）

MB ENTONI No. 257（2021年4月増刊号）

178頁，定価5,940円（本体5,400円+税）

日常の外来診療において遭遇する26のテーマを取り上げ，
達人が経験により会得してきたそれぞれのコツを伝授！

☆ CONTENTS ☆

全日本病院出版会　〒113-0033 東京都文京区本郷 3-16-4　Tel:03-5689-5989

www.zenniti.com　Fax:03-5689-8030

MB ENT, 273：7-18, 2022

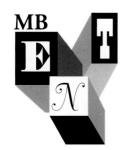

◆特集・Step up！鼻の内視鏡手術—コツと pitfall—
内視鏡下鼻副鼻腔手術（V型以外）

森　恵莉[*1]　宮村洸輔[*2]

Abstract　鼻腔形態是正と病的粘膜や分泌物を除去することにより，本来の正常な鼻機能を取り戻すことが炎症性鼻副鼻腔疾患に対する鼻科手術のゴールである．内視鏡下鼻副鼻腔手術（endoscopic sinus surgery；以下，ESS）は，まずは篩骨洞手術を克服することが成功への第一歩である．篩骨洞手術を克服するためには篩骨洞解剖の理解は欠かせない．各洞へのルートは篩骨洞を経由するが，道なき部位からの穿破は粘膜に余計な力を加え，広範囲な粘膜損傷のリスクとなるだけでなく，限界壁の認識が甘くなる．粘膜の表層同士が向かい合っており，ポリープや浮腫があったとしても間隙があるため，正しい層で，篩骨洞の解剖を確認するつもりで手術を進めると，最終的には道を見失わずに安全に完遂できる．手術中副損傷回避のための確認事項や器械の選択理由など言葉にして表現できることも，情報共有や教育に必要であり，手術の一技能として重要である．

Key words　内視鏡下鼻副鼻腔手術（endoscopic sinus surgery；ESS），鼻ポリープ（nasal polyp），基板概念（lamella concept），building block concept，area management

はじめに

　鼻の手術は，手術周辺機器の発展とともにより低侵襲になり，そして鼻外へとその役割を拡大してきている．鼻の解剖は個体差があり，すべて同じ条件下で手術が行えるわけではないが，その基本概念や最終的な目標は変わらない．本稿では，筆者が先人達より教授いただき，見て聞いて読んで得た知識を前半に述べ，後半では経験により身についた ESS の実践的なコツとピットフォールについて私見を交えて述べる．

ESS の基本概念
「単洞化・粘膜／鼻甲介温存・鼻腔形態の是正」

　鼻の正常な機能としては，免疫・嗅覚の機能・温度や湿度の調節・呼吸抵抗・構音などが挙げられる．正常な鼻機能には，正常な鼻腔形態，すな

わち弯曲のない鼻中隔と鼻甲介，そして正常な鼻腔粘膜や嗅粘膜が必要となる．その正常機能が維持できなくなった状態を改善させるための一手段として手術療法は存在する．手術では，病的な副鼻腔の組織を除去し，自然口を開大することで通気と排泄の改善が得られ，洞内粘膜が正常化する[1]．そのためには各鼻道の間隙，鼻中隔と甲介との間隙を是正して単洞化することが最終目標となる[1]．本邦では，高橋研三[2,3]が裸眼によって鼻内からアプローチするこれらの過程を鼻内整形手術として報告し，高橋良[4]が鼻腔整復術として体系化した．内視鏡が導入され，病態が変貌を遂げる中においても，これらの鼻内手術の概念が今の ESS の礎となっている．

1．基板概念（lamella concept）に従って隔壁を開放する（図1，図3-a〜d）

　安全に副損傷をきたすことなく，確実に篩骨蜂巣

[*1] Mori Eri，〒 105-8461　東京都港区西新橋 3-25-8　東京慈恵会医科大学耳鼻咽喉科学教室，講師
[*2] Miyamura Kosuke，医療法人愛仁会太田総合病院耳鼻咽喉科・気管食道科

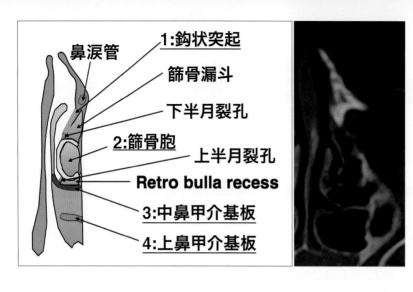

図 1.
篩骨洞解剖（水平断）

図中ラベル：

鼻涙管
1：鈎状突起
篩骨漏斗
下半月裂孔
2：篩骨胞
上半月裂孔
Retro bulla recess
3：中鼻甲介基板
4：上鼻甲介基板

を開放するためには，進む方向と深度を理解して確認しながら手術を進めていく必要がある．これから処理するものが何なのか，どうすれば処理をしたといえるのか，その過程を言語化したのがこの基板概念（lamella concept）といえる．本概念では，各基本となる隔壁に1〜4までの番号が振られており，その順に開放していく．図1はRhinologyのEuropean Position Paper on the Anatomical Terminology of the Internal Nose and Paranasal Sinuses[5]に掲載されていたシェーマを参考に筆者が作成した，篩骨洞解剖の水平断である．同部位の水平断CTを合わせて篩骨の基本となる解剖の名称と位置を確認していただきたい．position paperでは中鼻甲介と上鼻甲介をbasal lamellaと呼び，いずれも頭蓋底に付着する基本となる隔壁と認識されている．本邦において，高橋は図1の

緑色：鈎状突起→第一基板
黄色：篩骨胞→第二基板
赤色：中鼻甲介基板→第三基板
水色：上鼻甲介基板→第四基板

として，この順番で手前から隔壁を確実に除去することで，篩骨洞の隔壁を過不足なく除去できると説いている．これが基板概念（lamella concept）である．なお，position paperにおいては，篩骨胞前後の間隙に入る部位をそれぞれ下半月裂孔，上半月裂孔としており，篩骨漏斗は鈎状突起と眼窩のなす空間を指し示している．この水平断における基板の位置関係を頭に描いたうえで，矢状断

CTを見る（図3-a〜d）．軟部陰影が存在するとわかりにくくなるが，前方から

a（桃色）：第一基板（鈎状突起）
b（水色）：第二基板（篩骨胞）
c（緑色）：第三基板（中鼻甲介基板）
d（青色）：第四基板（上鼻甲介基板）

となる．本症例では第三基板と第四基板が接しているため，第三基板開放時に第四基板も同時に切除しやすいと予想される．ここまでが篩骨洞になり，以降の第五基板は存在せず，

e（黄色）：蝶形骨洞前壁

となる．この基板概念（lamella concept）に従って篩骨洞を開放していくと，第一基板を除去すれば自ずと上顎洞自然口と開通する．前頭洞と蝶形骨洞は次項で述べるイメージをこれらに合わせることで，より開放がしやすくなり，最終目標の単洞化へ近づくことができる．

2．building block conceptに従って前頭洞へのドレナージルートをイメージする（図2，図3-f〜j，図4）

前頭洞へのドレナージルートを開放することはESSの一つの大きな難局点であろう．building block conceptはKuhn分類[6]を一部修正した形でWormald[7]が提唱した（図2）．近年，新分類[8]が提唱されたが（図2赤字），筆者は慣れしたしんだ旧分類を好んで使用している（図2黒字）．その構造は図2において，点線で分けることができ，ドレナージルートは点線部に存在する．解剖学的には

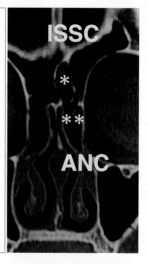

ISSC ; Inter sinus septal Cell *　Frontal septal cell

ANC ; Agger nasi cell **

FECs ; Frontal ethmoidal cells

Type 1 ; Single FECs ⎤
　　　　　　　　　　　⎬ Supra agger cell
Type 2 ; Multi FECs ⎦

Type 3 ; Frontal sinus < 50% FECs ⎤
　　　　　　　　　　　　　　　　　⎬ Supra agger frontal cell
Type 4 ; Frontal sinus ≧ 50% FECs ⎦

SBCs ; Supra bulla cells (recess) ⎤
　　　　　　　　　　　　　　　　⎬ Supra bulla frontal cell (recess)
FBCs ; Frontal bulla cells (recess) ⎦

図 2.
新旧 building block
concept

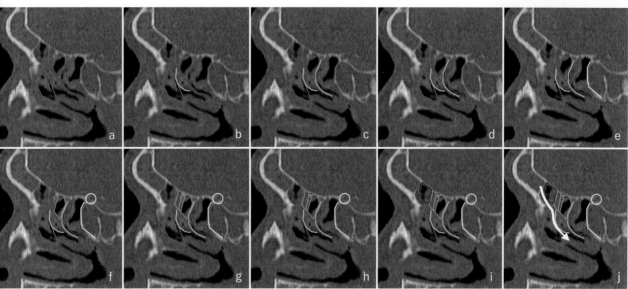

図 3. 矢状断 CT におけるドレナージルートの前後の確認，lamella concept & building block concept

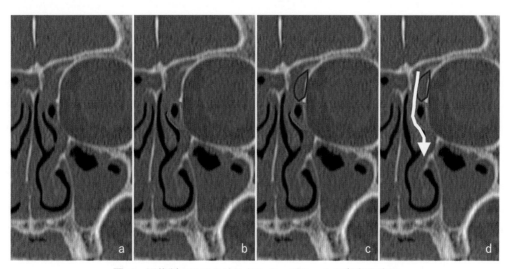

図 4. 冠状断 CT におけるドレナージルートの左右の確認

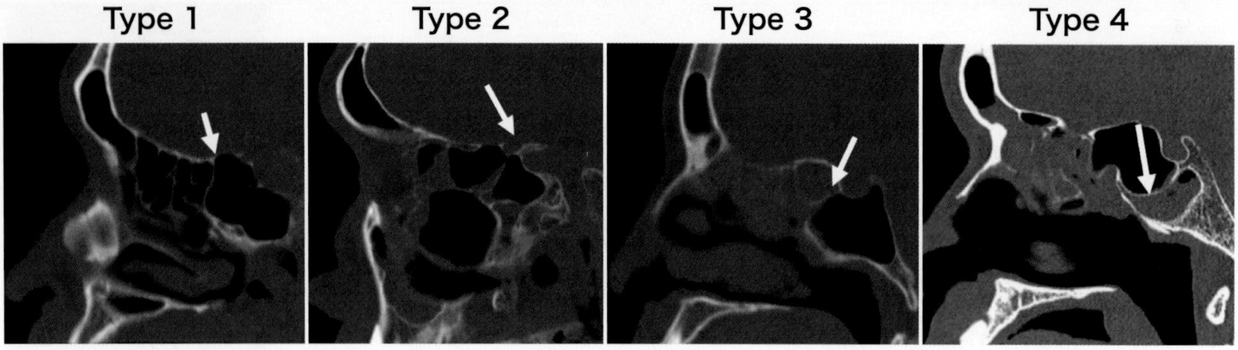

図 5. 矢状断 CT における蝶形骨洞分類（東京慈恵会医科大学の手術研修会テキストより抜粋）

大小差はあるものの，ドレナージルートが頭蓋底側か beak 側かを矢状断 CT（図 3-f～j）で，そして内側か外側かを冠状断 CT（図 4）で確認することが重要である．図 3 においては

f・g（橙色）：supra bulla cell（SBC）

h（赤色）：前篩骨動脈

i（紫色）：frontal bulla cell（FBC）

となり，ドレナージルートは FBC よりも前方に存在するため図 3-j 白矢印がドレナージルートになる．一方，冠状断の図 4 においては

b（桃色）：agger nasi cell（ANC）

c（紫色）：FBC

で，ドレナージルートは中鼻甲介側の図 4-d 白矢印となる．また水平断 CT を上方から下方に徐々に下げて前頭洞に連続する間隙を追っていくことでもドレナージルートが眼窩側か，中鼻甲介側か，そして前方か後方かを確認することが可能になる．3 方向すべて合わせて確認できると開放する際のヒントとなる情報が増えて有用である．

3．蝶形骨洞前壁形態の分類に従って蝶形骨洞開放をする（図 5）

蝶形骨洞前壁の開放には Wada ら[9]の前壁形態の分類を用いている（図 5）．蝶形骨洞前壁の外側縁の付着部が頭蓋底であれば type 1，視神経管であれば type 2，トルコ鞍であれば type 3，トルコ鞍よりも下方であれば type 4 と分類される．前壁が倒れて付着しているほど，後部篩骨洞では視神経管の露出が顕著になり，Onodi cell の大きさが相対的に大きくなるため，外側の処理には視神経管に注意が必要である．

基板概念（lamella concept）に沿った実際の手術のコツ

1．鼻ポリープ切除：嗅裂ポリープは深追いしない（図 6，7）

鼻腔内に鼻ポリープが充満している症例については先に鼻ポリープ切除術を施行するようにしている．この際，鼻ポリープの色や基部，そして切除時の出血を確認し，組織学的検査に提出することを忘れてはならない．鼻内や中鼻道の鼻ポリープをデブリッダーにて除去して中鼻甲介・鈎状突起（＊）・篩骨胞（＊＊）・中鼻甲介基板（＊＊＊）を内視鏡の視野におさめる（図 6）．この時，嗅裂ポリープは中鼻甲介が露呈する程度に留めておく（図 7）．その理由として，十分スペースが確保できない状態での無理な操作は，中鼻甲介の内側面および鼻中隔の余計な粘膜損傷や出血を引き起こし，後に処置がしにくくなるばかりか，術後癒着の要因となりかねないことが挙げられる．

2．第一基板（鈎状突起）：眼窩の限界ラインを露呈し，上顎洞との交通をつける（図 8）

鈎状突起は前方は涙骨，下方は口蓋骨垂直板，上方は上顎骨前頭突起に付着している．直視鏡ででは上から下に走行しているようにみえるが，下方は少し奥に向かってカーブし，口蓋骨垂直板に付着している．上方を垂直部，奥に向かう部分を水平部と呼び，このカーブが切り替わる位置にちょうど上顎洞自然口が存在している．着物の衿合わせの部分のように，鈎状突起水平部が上顎洞膜様部に重なるよう存在している．

中鼻甲介蜂巣やポリープのある症例では，鈎状

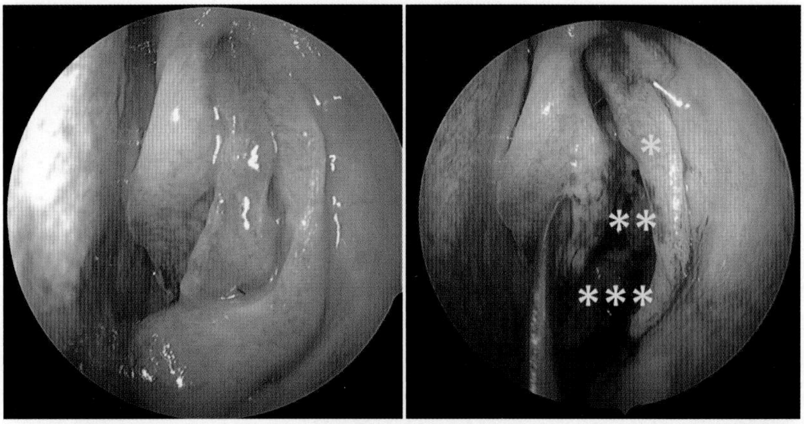

図 6.
左鼻腔直視鏡所見
　a：ポリープ切除前
　b：ポリープ切除後

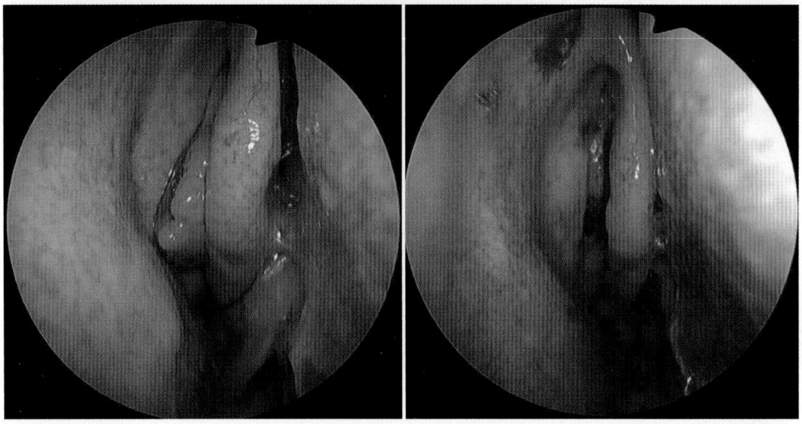

図 7.
右鼻腔直視鏡所見
　a：ポリープ切除前
　b：ポリープ切除後

突起が圧排され，篩骨漏斗の深さが浅くなる．一方で，鉤状突起が手前に翻転する場合もあり，これを everted type という．いずれにせよ，鉤状突起を切除する際，まず眼を押して，鼻涙管の骨の菲薄化がないかどうかを確認し，ゴルフ鉗子を用いて，鉤状突起の前方付着部の位置，篩骨漏斗の深さ，そして前方限界ラインを実際に触れて確認する（図 8-a）．

　筆者は，鉤状突起を粘膜メスで切開している．上方からの切開は眼窩に入ってしまう可能性があるので，通常下鼻甲介の肩に粘膜メスの腹を当てがい，先端をやや外側に向け，垂直部と水平部の境界から下方に，メスで切開を行う（図 8-b）．この時，上顎洞内にメスが入るよう切開をしている．ここから篩骨漏斗の空間を確認しつつ，上方にメスを向け，粘膜メスの腹で涙骨を感じながら切り上げる．上方では鉤状突起ごと内側へ軽く骨折させ，上方の付着部を一部残して下鼻甲介剪刀にて切り離して除去する（図 8-c）．残っている垂

直部の鉤状突起についてはスタンツェ弱弯上向き鉗子にて除去する（図 8-d）．スタンツェの先端で篩骨漏斗の空間を潰してしまわないよう注意する．この時，上顎洞との交通が確認できれば，水平部は後に処理をするので一部残したままでよい．鉤状突起の上方付け根の vertical bar も後に前頭洞ドレナージルートの目印となるので，一部残したままにしている．ANC，篩骨漏斗（眼窩のライン），上顎洞との交通が確認できれば鉤状突起切除を終了としている（図 8-e）．終了時には一度眼球圧迫をしておくことで眼窩のラインと，現段階で損傷がないことが確認できる．なお，このように基板とその周辺の解剖，眼窩や頭蓋底の危険ラインを術中に確認して手術を進めることを area management という．

3．上顎洞膜様部と鉤状突起水平部の処理　（図 9）

　鉤状突起切除後に既に上顎洞への交通が視認できている場合（図 9-a，b）は，残っている鉤状突起

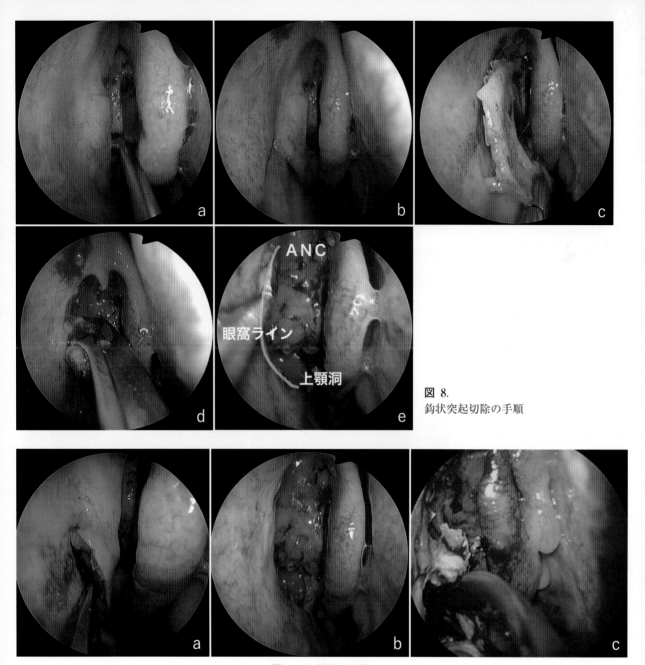

図 8.
鈎状突起切除の手順

図 9. 上顎洞の開放

の水平部切除と上顎洞膜様部の切除を行うことが多い．先に上顎洞を開放しておくことで，出血が上顎洞内へ逃げてくれるので内視鏡が汚れにくい．また，眼窩の内側壁と下壁の限界ラインが視認でき篩骨胞開放時の目印が多くなり，より正確に切除できる利点がある．

鈎状突起垂直部切除後にゴルフ剥離子で上顎洞との交通部位を確認．同部位に膜様部メス刃を斜め下40°方向に挿入し，抵抗がないことを確認し，

眼球の方向を目視して上顎洞膜様部を後下方へ切開する．いったん組織を持ち上げて（図9-c），鉗子の入る隙間を作り，直あるいは弱弯の截除鉗子で切除する．この時，膜様部後方には蝶口蓋動脈外側後鼻枝が走っているので，深く切除した際，出血に注意が必要である．

4．第二基板（篩骨胞）（図10）

ポイントは3つのrecessを確認することである．図10に提示しているa〜cは左鼻腔で，d〜f

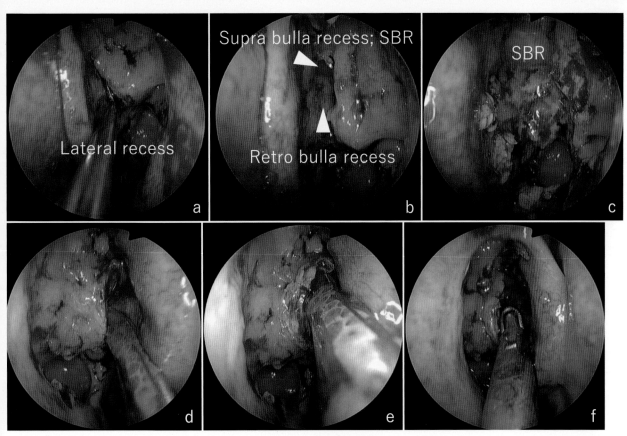

図 10. 篩骨胞開放
a ～ c：左鼻腔直視鏡所見
d ～ f：右鼻腔直視鏡所見

は右鼻腔である．篩骨胞と中鼻甲介の間隙である lateral recess（図 10-a），そして，その後方の中鼻甲介基板と篩骨胞の間の間隙である retro bulla recess（rhinology position paper では上半月裂孔と呼ばれている），そして retro bulla recess をそのまま後上方に進むと supra bulla recess（SBR）が存在している（図 10-b）．SBR はその上壁が頭蓋底であり，内部には 85％の確率で前篩骨動脈（anterior ethmoidal artery；AEA）が走行する[5]ため，限界ライン露呈の重要な目印となる（図 10-c）．篩骨胞の内腔がそのまま頭蓋底に交通するのも数％あり，SBR を複数認める症例も存在する[5]．SBC 内で AEA が浮いている floating AEA は 50％に存在している．AEA 損傷に伴う眼窩血腫による視力障害のリスクを避けるため，アドレナリンを塗布した 8 列ガーゼなどで止血しながら AEA を視認して手術を進められると，より安全な area management が可能となる．

筆者はゴルフ鉗子を用いて 3 つの recess を確認し，篩骨胞を外側へ少し圧排して中鼻甲介基板の前面を一部露呈させる．この時，粘膜と粘膜の向かい合った間隙に鉗子を挿入することが重要である（図 10-d）．骨から粘膜を剝離してしまって誤った間隙に入ってしまうと綺麗に SBR が露呈できない．正しい層で SBR に入ると，抵抗がなく，「すっ」と入るため（図 10-e），この空間を確実に捉えて上向き截除鉗子で篩骨胞の上方を（図 10-f），直の截除鉗子で篩骨胞の下方を切除し，中鼻甲介基板を露呈させる．

SBR 開放時に，AEA と思い込んでいた部分がそうでなかったり，隔壁と思っていた部分が AEA であったりとすることがあるので，筆者は，頭蓋底にデブリッダーの刃先を当てないようにしている．代わりに頭蓋底の隔壁を，微細弱弯截除鉗子を用いて切除している．篩骨胞下方は直の截除鉗子，あるいは後端鉗子，上方は上向き截除鉗

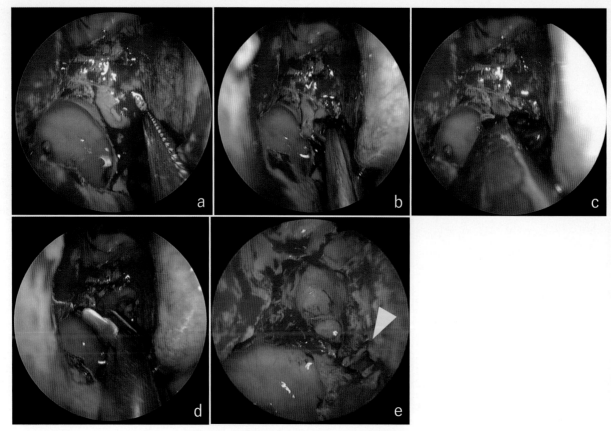

図 11. 後部篩骨洞の開放（右鼻内直視鏡所見）

子か微細弱弯上向き截除鉗子にて第一基板切除後の眼窩のラインと繋げる．

　第二基板までに，ESS でもっとも重要な限界ラインである眼窩と頭蓋底を露呈しておくことで，次のステップはより円滑に進めることができる．

5．第三基板（中鼻甲介基板）・第四基板（上鼻甲介基板）（図 11）

　中鼻甲介基板は前後篩骨洞の境界線となっており，上鼻甲介基板と合わせて頭蓋底に付着する．図 3-d のようにかなり接近しているので，別々に切除するというよりも同時に切除してしまうことが多い．しかし，ここで注意すべき点としては上鼻甲介を誤って切除してしまう場合があることである．上鼻甲介の特に下方は，蝶形骨洞開放時の目印になるため，可能な限り温存すべきである．

　第二基板までに露呈した眼窩と頭蓋底のラインに合わせる形で内下方から開放していく．上顎洞が開放されていれば，眼窩の下壁ラインを超えない内下方から鑷子で中鼻甲介を穿破する（図 11-a）．この時，奥へ貫きすぎないよう鑷子を把持する手の薬指と小指を鼻孔に当て，ストッパーをかけておく．開けた穴に直の鋭匙鉗子を，先端を閉じた状態で挿入し，上方と上顎洞方向にそれぞれ広げて引いて，穴を拡大する（図 11-b）．下向きスタンツェにて上顎洞へ向けて中鼻甲介基板を外側へ向かって切除し（図 11-c），上向きや直の截除鉗子にて上方を頭蓋底のラインまで処理をする（図11-d）．截除した組織はデブリッダーにて吸引除去する．

　同様の要領で上鼻甲介基板を切除するが，その前に中鼻甲介基板が開放されているのを確認するために，嗅裂側から上鼻道に白いガーゼを挿入して上鼻甲介を確認すると内側の限界ラインがわかる（図 11-e，矢尻は上鼻道）．

蝶形骨洞開放（図 12）

　蝶形骨洞開放は自然口から行っている．蝶篩陥凹は，狭いため視野を確保するのに難儀する．本

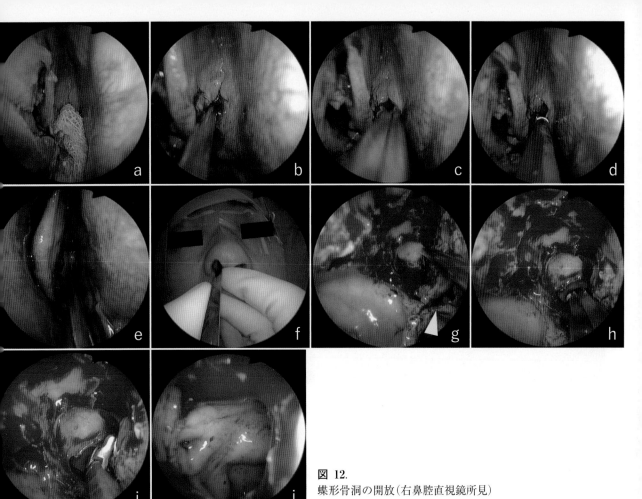

図 12.
蝶形骨洞の開放（右鼻腔直視鏡所見）

部位の処置をより容易に，安全に切除を行うためには，上中甲介基板を十分に開放し，甲介の可動性を良好にしておくことが重要である．逆に嗅裂が狭くて処理しにくいと感じたら篩骨洞側から基板の切除が十分か見直してみる．嗅裂上方の病変は，可能な限り後に行ったほうが出血でカメラが汚れなくてよい．筆者はまず蝶篩陥凹に 8 列ガーゼを挿入して上鼻甲介の尾側端を確認し，甲介を外側へ偏位させる．自然口は粘膜と粘膜が向かい合っているので，ガーゼで上から下に蝶篩陥凹を拭くと，少量の血液が溝に入っている部分が視認される（図 12-a）．自然口も基本粘膜の表層が向かい合っているので，この血液が溜まる溝が目印になる．同部位にゴルフ剥離子のパターを上から下に優しく挿入すると，自ずと自然口を見つけることができる（図 12-b）．上鼻甲介の尾側端が目印と

してここで活きてくる．自然口を微細直の鋭匙鉗子で拡大し（図 12-c），スタンツェ上向きにて扇状に広げる（図 12-d）．この時，下方には蝶口蓋動脈中隔後鼻枝が存在しているので，不必要には切除していない．自然口の深さと高さをゴルフ剥離子のパターにて確認し（図 12-e, f），篩骨洞側に戻って内側下方の蝶形骨洞前壁を下方向に向けて穿破する（図 12-g）．この時，Wada らの分類で，type 3 の sella type や type 4 の infra sella type では前壁の切除範囲が狭く，直視鏡から見て向こう側に寝ているので，篩骨洞側からの穿破が難しい場合もある．その際は自然口からスタンツェにて上鼻甲介の後方を切除して外側へ開放すると広げやすい．また，第三・四基板の内側下方の切除が不十分であると，穿破しにくいため，上鼻道から嗅裂の鼻中隔が視認できる程度の高さに基板が切除さ

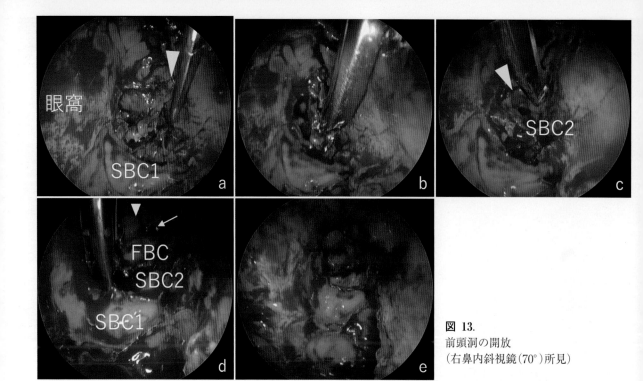

図 13.
前頭洞の開放
(右鼻内斜視鏡(70°)所見)

れていることが望ましい(図 12-g, 矢尻). 穿破後は微細直鋭匙鉗子にて穴を開大し, 下向きスタンツェにて下方外側へ向けて広げ(図 12-h), 上向き截除鉗子(微細を併用)にて残りの上壁を切除する(図 12-i). 蝶形骨洞内部が視認できれば, 頭蓋底・視神経管・内頚動脈の位置(図 12-j)を確認してから上や外側への切除を進めていくと安全である.

前頭洞開放(図 13)

前頭洞開放にあたり, 斜視鏡へ持ち替え, 眼球圧迫をして眼の位置と前頭窩の解剖をまず確認する. 前頭窩の隔壁は粘膜面が向かい合っていて, 骨と粘膜の間にドレナージルートは存在しない. そのため, 出血をコントロールしながら, 間隙を分け入るようにドレナージルートを探していく. まずは鈎状突起の付け根である vertical bar を確認する(図 13-a, 矢尻). vertical bar は中鼻甲介・天蓋・眼窩のいずれかに付着をしている(図 13 の症例は天蓋へ付着していた). まず, 骨と粘膜の間に入らないよう, ゴルフ剥離子で間隙を確認したうえで(図 13-a)骨と粘膜ごと一緒に微細弱弯上

向き截除鉗子にて鈎状突起を切除する(図 13-b). 本症例は図 3 の症例であり, SBC が 2 個, FBC が存在していたが直視鏡での操作の段階では SBC が 1 個開放されているのみであった. 斜視鏡で鈎状突起の付け根の vertical bar を除去していくと 2 個目の SBC と FBC(図 13-c, 矢尻)が視認できる. beak に付着している骨の切除は強弯スタンツェ上向きがちょうどよい角度である. FBC より前方をさらに開放していくと, その前方に前頭洞へのドレナージルートが確認できる(図 13-d, 矢尻). 本症例では inter sinus septal cell(ISSC)をも認めた(図 13-d, 矢印). 前頭洞を見つけたら一度ゾンデかあるいは西強弯鉗子を愛護的に挿入し, 奥行きが感じられるか確認をする. 無理に押し込むと, 思いがけずに頭蓋底損傷をきたすことがあるので注意が必要である. 眼窩のラインや頭蓋底に付着する隔壁は微細弱弯截除鉗子にて処理をする(図 13-d).

副鼻腔 CT にてドレナージルートを取り巻く前頭窩の解剖を building block concept に従って, 術中それらの位置を視認して開放していくと自ずと前頭洞への道が開かれる. 前頭窩の隔壁を, 間

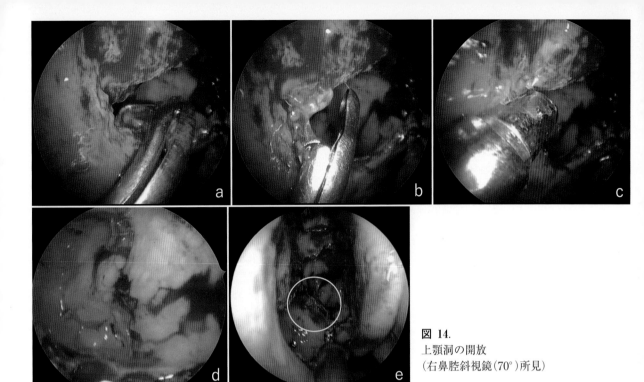

図 14.
上顎洞の開放
（右鼻腔斜視鏡（70°）所見）

隙を潰して見失わないように切除できると安全である．最後イメージどおりの解剖であったか前頭蓋と副鼻腔 CT の水平断を照らし合わせて確認を行うことで，開放しそびれを予防できる（図13-e）．

上顎洞開放（図14）

直視鏡にて鈎状突起切除時に上顎洞がすでに開放されているので，斜視鏡では前方の鼻涙管付着部と自然口の処理を行う．涙嚢を押して鼻涙管の露出がないことを確認してから，バックワード弱弯截除鉗子にて上顎洞膜様部の粘膜と，残っている鈎状突起を切除する（図14-a）．次に，西端強弯鉗子にて上顎洞自然口を開口し（図14-b），余剰粘膜をデブリッダーにて吸引切除する（図14-c）．上顎洞底部の病変を確認して（図14-d）直視鏡に持ち替え，最後の仕上げとして残っている隔壁を可能な限り平にする．特に，篩骨上顎移行部（図14-e）は Huller cell が存在していると取り残しやすいため，CT にて確認しておくとよい．また，Okushiら[10]は隔壁が 4 mm 以上残っていると再度炎症が起こりやすいとしている．ゴルフ剥離子の短径が3.4 mm であるのでこれを目安にして限界壁の切除を行うこととしている．

前頭洞や上顎洞病変の処置には 70°の斜視鏡を使用するが，器械と内視鏡が干渉しないよう，鼻内の上下左右，そして前後の空間を最大限利用する．カーブした器械と内視鏡の先端がぶつからないよう，お互い近づけすぎないのがポイントである．

さいごに

筆者の所属する東京慈恵会医科大学では 1990年より手術研修会を始め，2022 年には第 30 回の開催を迎えた．講義をする立場となった自身も講義を聞くたびに新しい発見があり，次の手術への糧となっている．外科手術全般にいえることではあるが，「治療」のために人の体にメスを入れるからには，行っている手技の内容や行う意義，そして使用する器械の選択理由や手順などを熟知し，情報共有と教育のために言葉にして説明できることも重要である．さらに，他の術者の考え方を理解したり，取り入れたりする柔軟性も step up には必要であると考える．

参考文献

1) 森山　寛，春名眞一，鴻　信義(編)：内視鏡下鼻内副鼻腔手術　副鼻腔疾患から頭蓋底疾患まで．医学書院, 2015.

2) 高橋研三：第1回日本連合医学会総会分科会特別講演. 1918.
   Summary　鼻中隔を真っ直ぐに矯正し，嗅裂，下・中・上鼻道に適度の間隙のある鼻腔に形成するという鼻腔形態の是正を基本とした高橋式鼻内整形術を報告した.

3) 高橋研三：高橋式鼻内整形手術．耳喉, **32**：2-6, 1960.

4) 高橋　良：慢性篩骨洞炎の鼻内手術法．手術, **4**：105-116, 1950.

5) Lund VJ, Stammberger H, Fokkens WJ, et al：European Position Paper on the Anatomical Terminology of the Internal Nose and Paranasal Sinuses. Rhinol Suppl, **24**：1-34, 2014.

6) Kuhn FA：Chronic frontal sinusitis：the endoscopic frontal recess approach. Operative techniques Otolaryngol Head Neck Surg, **7**：222-229, 1996.

7) Wormald PJ：Surgery of the frontal recess and frontal sinus. Rhinology, **43**(2)：82-85, 2005.

8) Wormald PJ, Hoseman W, Callejas C, et al：The international frontal sinus anatomy classification(IFAC)and classification of the extent of endoscopic frontal sinus surgery(EFSS). Int Forum Allergy Rhinol, **6**(7)：677-696, 2016.

9) Wada K, Moriyama H, Edamatsu H, et al：Identification of Onodi cell and new classification of sphenoid sinus for endoscopic sinus surgery. Int Forum Allergy Rhinol, **5**(11)：1068-1076, 2015.
   Summary　Onodi cell 存在の有無や蝶形骨洞前壁の付着部を分類することで，安全に蝶形骨洞開放が可能となる.

10) Okushi T, Mori E, Nakayama T, et al：Impact of residual ethmoid cells on postoperative course after endoscopic sinus surgery for chronic rhinosinusitis. Auris Nasus Larynx, **39**(5)：484-489, 2012.
    Summary　ESS術後の再発には，4 mm 以上の残存蜂巣が要因していることが示唆され，前頭窩や篩骨上前部の隔壁をいかに除去するかが再発予防に関与する.

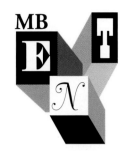

MB ENT, 273：19-28, 2022

◆特集・Step up！鼻の内視鏡手術─コツと pitfall─

内視鏡下鼻中隔手術

飯村慈朗*

Abstract 鼻閉を改善させるための鼻中隔手術は，一つではなく中央部，前弯，上弯，外鼻変形，どこまでの範囲を矯正させるかにより術式は異なる．アプローチ方法としては，Killian 切開，hemitransfixion 切開，open septorhinoplasty などの方法が挙げられる．それぞれのアプローチ方法において様々な術式が行われており，Killian 切開においては粘膜下窓形切除術，軟骨保存法，J septoplasty などの術式が施行されている．本稿では当科での術式選択およびそれぞれの具体的な手術方法やコツを含めて，解説をする．

Key words Killian 切開(Killian incision)，前弯(caudal septal deviation)，hemitransfixion 切開(hemitransfixion incision)，J septoplasty，上弯(dorsal septal deviation)，鼻中隔外鼻形成術(open septorhinoplasty)

はじめに

鼻中隔手術の目的は，鼻閉改善という機能改善である．術者には，鼻閉を改善させるためにどこまでの範囲を矯正するべきかの判断が求められる．一般的な Killian 切開による鼻中隔矯正術(以下，Killian)では，前弯や上弯，外鼻の矯正は困難である．前弯に対しては hemitransfixion 切開による矯正術(以下，HTF とする)，上弯や外鼻変形に対しては外切開による鼻中隔外鼻形成術(open septorhinoplasty；以下，OSRP)などの術式が行われるようになった．しかし，HTF や OSRP はアプローチ方法であって一つの術式を示すわけではない．HTF では，軟骨を離断せずに batten graft のみで矯正する術式[1]や軟骨すべてを摘出し鼻外で軟骨を矯正後に再挿入・固定する術式[2]などもある．本稿では当院で行っている術式を解説する．

術式選択

Killian は，鼻中隔中央部の矯正術であり，軟骨や骨を除去する切除術である．これに対し HTFや OSRP などの L-strut(図1)に対する矯正術は，L-strut を周囲組織から剥離することで周囲組織との位置関係をいったん解除し，適正な長さ・形態に再構築する方法となる．つまり Killian は弯曲部を除去する切除術であり，HTF や OSRP は弯曲部をどうやって直線的にするかを考え再構築する形成術となる[3]．

当院で行っている HTF は軟骨を鼻底部からいったん離断し，鼻底方向に圧を解除したうえで余剰軟骨を切除し矯正している(PSA trim 法[4])．HTF では鼻背方向の固定は解除されないままである．これに対し OSRP では軟骨は鼻底方向のみならず鼻背方向にも圧が解除される．そのため OSRP ではより広範囲で固定解除をし，広範囲を再構築する術式となる．

図2に当院での鼻中隔手術におけるアプロー

---

* Iimura Jiro，〒272-8513 千葉県市川市菅野 5-11-13 東京歯科大学市川総合病院耳鼻咽喉科，教授

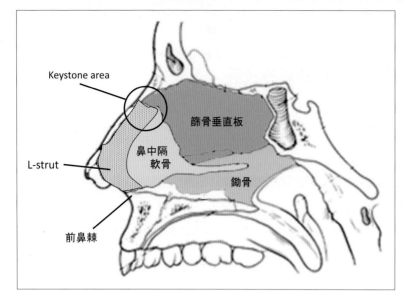

図 1.
鼻中隔の解剖
鼻中隔軟骨の鼻背，尾側約 10 mm は，鞍鼻・鼻尖下垂を起こさないために残すべき部分であり L-strut といわれる．また，鼻中隔軟骨と篩骨垂直板の接合部は，上方で鼻骨に付着している．この部位は鼻背の構造の維持に重要であり keystone area と呼ばれ，軟骨が鼻骨から外れると鞍鼻をきたす

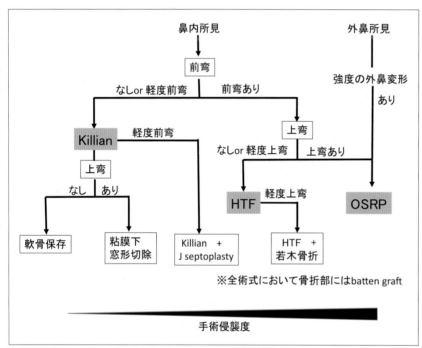

図 2.
鼻中隔手術のアプローチ・術式選択
鼻中隔の視診・触診および外鼻形態から判断する．鼻中隔の視診・触診での主な判断は，前弯・上弯の有無からとなる

チ・術式選択のフローチャートを示す．アプローチ・術式選択は，鼻中隔の視診のみから判断するのではなく，鼻中隔の触診を行い軟骨の形態・強度，さらには外鼻形態をも考慮し判断する．CT 画像で前弯を評価する場合は，水平断にて判断をする(図 3-a)．前弯は軟骨尾側端から頭側 10 mm までの範囲であるため，矢状断(図 3-b)で水平断の位置が前弯部にあたるかを確認しながら判断する．CT 画像で上弯を評価する場合は，keystone area における冠状断の篩骨垂直板で判断する(図

3-c)．上弯は keystone area で最大凸となる症例が多く，術後に残存する上弯は keystone area の範囲にあたる．そのため，矢状断(図 3-d)で冠状断の位置が keystone area にあたるかを確認しながら判断する．冠状断で篩骨垂直板が鼻底方向に直線的であれば上弯はなく，上弯がある場合はその突出度で軽度か強度かを判断する．

外鼻所見で強度の外鼻変形を伴っており，外鼻変形の矯正が必要と判断した症例は OSRP となる．外鼻変形を矯正することは，審美的問題を改

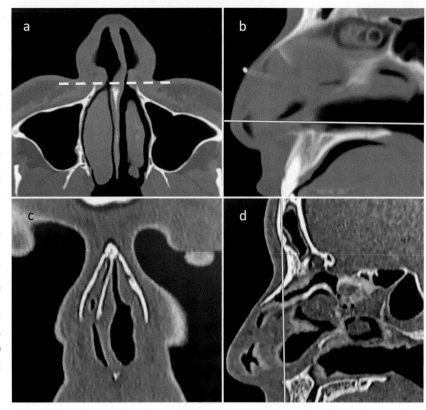

図 3.
CT 画像による前弯・上弯の判断
 a：前弯部における CT 画像水平断である．前弯は梨状口縁（白点線）より前方の部位であり，左に凸の前弯を認める
 b：正中部矢状断において CT 画像水平断 a（白線）は，軟骨尾側端から頭側 10 mm までの範囲にあり，前弯部にあたることが確認される
 c：keystone area における CT 画像冠状断である．右に凸の上弯を認める．術後に残存するであろう上弯の程度が確認される
 d：正中部矢状断において CT 画像冠状断 c（白線）は，keystone area 篩骨垂直板約 10 mm の位置にあたることが確認される

善させるためではない．たとえば，鼻閉を主訴とする鞍鼻症例では，鼻腔全体として体積が減少しており，鼻入口部の狭小化も合併している．そのため，鼻腔体積を増やし鼻入口部の拡大をするために鞍鼻を矯正するべきと考える．鼻内および画像所見で前弯がないか軽度前弯であれば Killian で矯正可能と判断する．Killian では，軟骨および骨の過剰切除は外鼻形態を保つための強度が落ち，術後に鞍鼻，鼻尖下垂といった合併症・後遺症を起こす可能性がある．L-strut や keystone area の温存が重要である．Killian は，近年では弯曲に関与してない硬組織は可能な限り温存する方法が推奨され，鼻中隔軟骨を温存（軟骨保存法）することが多くなっている[5]．しかし，上弯を伴っている場合は，上弯に引きずられ保存した中央部軟骨が矯正されず改善度は下がる（図 4-a）．そのため，上弯を伴った症例や中央部軟骨自身に弯曲がある場合は従来の粘膜下窓形切除術で矯正する．視診上，前弯がなくとも触診し鼻中隔前端が C 字型になっている症例や L-strut 尾側部に骨折を伴っている症例などは，注意が必要である．鼻

中隔前端が C 字型になっている症例は，中央部軟骨の切開を行うと尾側に負荷する力が増大して，C 字型弯曲が助長する可能性がある．術中に C 字型弯曲が助長した症例や軽度前弯症例は，J septoplasty[6]（次項，「実際の手術方法」-2）にて矯正する．中等度以上の前弯を伴っている症例は，上弯の有無を確認する．中等度以上の前弯であっても上弯がないか軽度上弯である場合は，HTF で矯正可能と判断する．軽度の上弯は若木骨折[7]（次項，「実際の手術方法」-4）による処置を追加し矯正する．しかし，中等度以上の上弯を伴った前弯は，上弯に引きずられ前弯部上方の矯正が困難となり改善度は下がる（図 4-b）．そのため，中等度以上の上弯を伴った前弯は OSRP で矯正する．

実際の手術方法

1．modified Killian アプローチによる鼻中隔矯正術，軟骨保存法[8]

1）内視鏡下手術において出血コントロールは重要であり，切開部からの出血が強いとそれだけで手術が困難となる．そのため，切開部の粘膜下

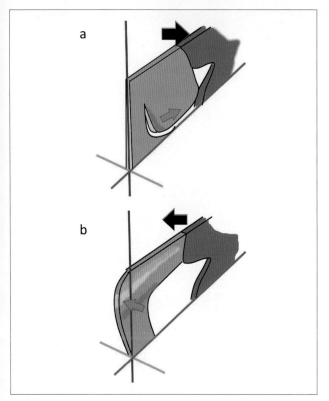

図 4. 上弯が鼻中隔形態におよぼす影響

a：左に凸の上弯（黒矢印）を伴った症例に対し，軟骨保存
法で手術した場合の鼻中隔の状態を表している．key-
stone area での左凸上弯に引きずられて，保存した中央
部軟骨が左に突出してしまい（青矢印）鼻中隔の正中化が
なされていない

b：右に凸の上弯（黒矢印）を伴った前弯症例に対し，HTF
で手術した場合の鼻中隔の状態を表している．anchor
suture を行い尾側軟骨（前弯部）下端が正中化されてい
るが，右凸上弯に引きずられ尾側軟骨（前弯部）上方が右
に突出してしまい（青矢印），尾側軟骨（前弯部）の正中化
がなされていない

組織にキシロカイン®注射液1%エピレナミン含
有を注射し，最低5分は待つ．切開は通例，左側
の鼻腔から行う．modified Killian 切開では鼻中隔
尾側端から2～5 mm 程度後方もしくは皮膚粘膜
移行部で切開する．切開する際には，内視鏡を外
側から挿入し切開部をできるだけ正面に観察し，
できるだけ軟骨を傷つけないようにしたほうがよ
い．また，切開線の下部は鼻腔底にかかるまで伸
ばす．切開部が狭いと様々な操作をしているうち
に切開端に負荷がかかり，鼻中隔粘膜が深部に向
けて裂けてしまう．

　2）粘膜切開後に軟骨膜下で左側の粘膜を軟骨

から剥離する．軟骨から篩骨垂直板まで剥離した
ら，篩骨垂直板から鋤骨へと上方から下方に剥離
を進める．患者の左側が凸側である場合は稜や棘
より上方の部分のみを剥離し，左側が凹側である
症例は垂直板や鋤骨も含め全体を剥離する．

　3）鞍鼻を起こさないようにするため軟骨と篩
骨垂直板との接合部（keystone area，図1）は，10
mm 以上残す．keystone area で上方に亀裂が入
らないよう注意が必要であり，L-strut 下方を尾
側方向に軟骨切開してから処置するとよい．上方
から篩骨垂直板，鋤骨を切除する．棘より下方の
凸側粘膜を剥離するのは困難であるため，凹側の
薄い鋤骨下方から鋤骨を除去し凸側に進入し凸側
下方の粘膜を先に剥離する．その後，棘下方の骨
をノミで切断し，骨を粘膜から剥離する．通常は
骨面から粘膜を剥離する操作であったが，この場
合には骨を粘膜から剥離する操作となる．

　4）L-strut を残すために軟骨の前方切開は軟
骨尾側端より約10～15 mm 後方を切開する（図5-
a1，b1，c1）．軟骨切開の上方（鼻背方向）も L-
strut を傷つけないよう注意が必要であり，上方
10 mm の軟骨には切開が入らないようにする．ま
た，軟骨切開の下方では，軟骨と鼻稜との接合部
を温存する．前方切開から上顎骨鼻稜へと連続さ
せ，視野を広げるため鋤骨まで切開を連続させ
る．次に，剥離子で反対側の粘膜を破らないよう
に右側の軟骨膜下に入り，右側の粘膜を剥離す
る．右側の粘膜剥離を行う際，軟骨下方の切開が
されず術野が狭いと軟骨切開の上方（鼻背方向）に
亀裂が広がり L-strut を傷つけてしまう．軟骨切
開すると歪からくる圧が解放され，中央部軟骨は
直線化する．余剰軟骨分が L-strut と重なり（図5-
a2，b2，c2），尾側軟骨と重なっている中央部軟
骨を切除する（図5-a3，b3，c3）．中央部軟骨自身
に弯曲がある場合には，弯曲部を切除し従来の粘
膜下窓形切除術に変更する．

　5）鼻中隔軟骨と鼻稜の接合部は可能な範囲で
温存する．しかし，鼻稜の外側への突出が残存す
る場合には，切除が必要となる．この際，切歯管

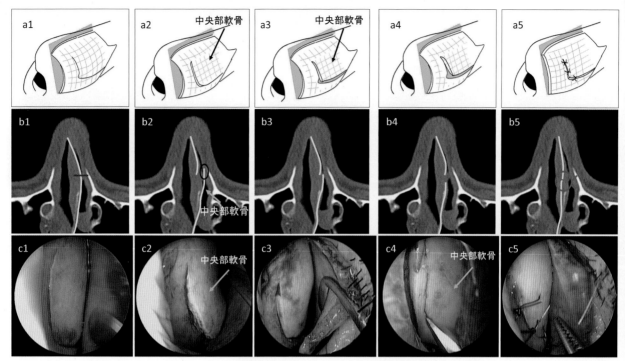

図 5．軟骨保存法から J septoplasty による軽度前弯矯正術

a1〜5：模式図
b1〜5：手術の各段階における鼻中隔の状態を黄色線で表現している CT 水平断画像
c1〜5：実際の内視鏡画像
1〜3 は軟骨保存法の手順と同じである
〈手術の各段階〉
a1，b1，c1：軟骨切開
a2，b2，c2：中央部軟骨は，軟骨切開後に直線的になり，余剰軟骨が尾側軟骨の切開端に重なる
a3，b3，c3：中央部軟骨の重なっている部分を切除すると，残った中央部軟骨の端が尾側軟骨の端に接している
a4，b4，c4：縫合後の平坦化をえるために，中央部軟骨の端を追加切除する
a5，b5，c5：中央部軟骨と尾側軟骨の端を縫合し，鼻中隔を平坦化する

を通る動脈（大口蓋動脈）を損傷しないよう突出している骨のみを切除する．切歯管を通る動脈からの出血は骨内にある動脈からの出血なので，圧迫がきかず電気焼灼止血をする．

2．modified Killian アプローチによる軽度前弯矯正術，J septoplasty[6]

軟骨の重複部分を切除して両端を接着させても（図 5-a3，b3，c3），中央部軟骨と尾側軟骨の弯曲は変わらないため，前弯の矯正はされない．そこで中央部軟骨の切開縁にある余剰軟骨を切除し（図 5-a4，b4，c4），尾側軟骨と中央部軟骨を 5-0 PDSⅡ®縫合糸で 3 針以上縫合する．そうするとお互いに引き合い平坦化され，前弯が矯正される（図 5-a5，b5，c5）．縫合するコツは，凸側鼻腔に綿球などを挿入し鼻中隔を平坦な状態にして縫合

することである．綿球を挿入せずに縫合糸で強く尾側軟骨と中央部軟骨を引き寄せようとすると，軟骨を縫合糸で切断してしまう可能性がある．そのため，縫合糸は細く切れやすい 5-0 PDSⅡ®縫合糸を使用し，軟骨を切断しないようにしている．つまり，縫合糸で尾側軟骨と中央部軟骨を強く引き寄せるのではなく，綿球で凸側鼻中隔を圧迫することにより平坦な状態にし，縫合糸でその状態を固定している．

J septoplasty は，中央部の余剰軟骨を切除し尾側と中央部の軟骨を引き寄せることで，突出部を減らし平坦化させて弯曲を矯正する手法である．軟骨のほとんどが保存されていることから，鼻中隔全体の支持機能も保たれ術後の外鼻変形を防ぐ．

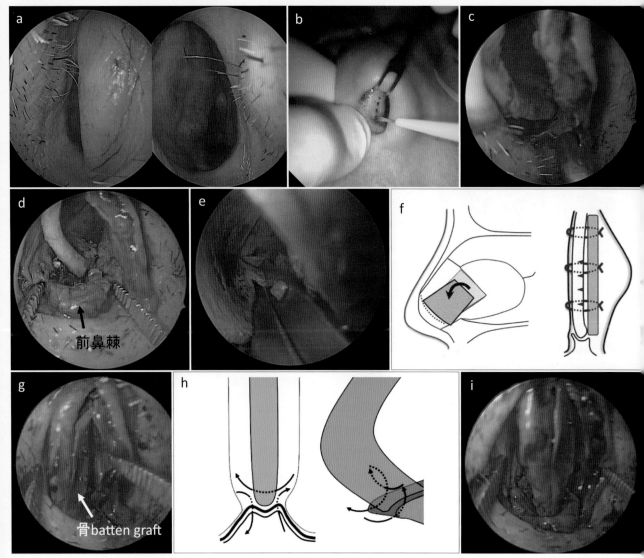

図 6. HTF による前弯矯正術

a：術前鼻内所見．右に凸の前弯を認める

b：軟骨尾側端における切開．前弯凹側である左側から切開する

c：前鼻棘から軟骨離断を行った

d：前鼻棘の両外側を切開すると視野が広がる

e：余剰軟骨を切除し尾側軟骨の長さ調節をしている

f：中央部軟骨による batten graft．温存していた中央部軟骨から軟骨を切除し（左図），尾側軟骨に縫合固定する（右図）（文献 9 より引用）

g：尾側軟骨自身が右に弯曲しており，本症例では篩骨垂直板を batten graft として縫合した

h：back and forth 縫合の模式図

i：anchor suture を行い尾側軟骨が正中化されている

3．HTF による前弯矯正術[8]

　1）術前鼻内所見を図6-a に示す．切開は，通常前弯の凹側に行うようにしており，本症例では左側となる．注射による麻酔後は，触診しても軟骨尾側端が判別困難になってしまうため，あらかじめ切開線の標を書いておく．切開部の粘膜下組織および軟骨膜下にキシロカイン®注射液1%エピレナミン含有を注射し，尾側端に沿って切開を行う（図6-b）.

　2）尾側端を露出した後に，凹側から目視でサ

クションキュレットを使用し軟骨膜下に剥離を行う. 凸側の粘膜剥離は難度が高く穿孔を起こしやすいため, 凹側は穿孔を起こさないよう慎重に剥離する. 鼻腔を観察し, 鼻中隔の形態・鼻稜との位置関係をよく確認しておくことが重要となる. 尾側軟骨部では, 軟骨膜が強固に付着しており軟骨膜下に入ることは困難なため, 内視鏡下に剥離するより両手操作ができる目視で開始するほうがよい.

3）脱臼している症例などでは正中・鼻稜の位置などの判別が困難となる. 鼻腔を観察し, 鼻中隔の形態・鼻稜との位置関係をよく確認する. そのうえで凹側の粘膜をすべて剥離する.

4）Killianと同様に軟骨と篩骨垂直板との接合部上方は10 mm以上残し, L-strut下方で前方に軟骨切開をする. そして, 上方から篩骨垂直板, 鋤骨を切除する.

5）前鼻棘と軟骨との位置関係, 余剰軟骨の程度について判断をする. 尾側で余剰軟骨のために歪が生じ弯曲が高度になっている症例, 脱臼している症例は, 前鼻棘から軟骨を離断する（図6-c）. 凸側の粘膜剥離は軟骨を鼻稜, 鋤骨から離断し, 視野を広くしてから行うほうがよい. 凸側の粘膜も剥離した後, 尾側軟骨の余剰軟骨を切除する. その際, 前鼻棘の外側を切開すると視野が広がる（図6-d）. また, 助手に切開部を左右に広げてもらうと視野はよくなるが, 鼻尖の位置は低くなり正確に高さ調節の判断はできない. そのため, L-strut尾側の高さ調節判断は, 切開部を左右にあまり広げずに施行する. 尾側軟骨底部の軟骨を切除しすぎると鼻尖の沈下が起きてしまう. そのため, 高さ調節は少しずつ尾側軟骨底部の軟骨を切除する（図6-e）.

6）尾側軟骨自身が弯曲している症例や尾側軟骨が脆弱（亀裂が入っている場合など）な症例には, batten graftをあて補強・直線化する（図6-f）. batten graftは中央部鼻中隔軟骨もしくは篩骨垂直板を使用する（図6-g）. 再手術症例などでは, 耳介軟骨などを使用する. 凹側にbatten graft

を挿入し, 5-0 PDSⅡ®にて3針以上結紮する.

7）長さ調節をした後, 残った尾側軟骨を正中に固定する（anchor suture）. 5-0 PDSⅡ®にて2針以上, figure eight sutureを行う. 最後にback and forth縫合[4]を追加すると固定力が増す（図6-h, i）. 正中固定する際, 軟骨を尾側方向に出すことによっても頭側―尾側方向の歪が矯正される.

4．HTFによる前弯・軽度上弯矯正術, 若木骨折[7]（図7）

若木骨折は, 篩骨垂直板および鼻中隔軟骨が鼻骨との連続性を失わないように, 若木の枝を折り曲げたように亀裂骨折させた状態である. 篩骨垂直板を若木骨折させる上弯矯正術では鼻中隔軟骨が鼻骨から脱臼してしまう危険がある. 脱臼した場合には外切開によるOSRPを追加し, 鼻骨に再固定するようにしている. そのため, 術前に外切開を追加する可能性があることを説明する.

凹側の粘膜を軟骨膜下に剥離する際, 上弯凹側であるkeystone area付近は, 鞍鼻予防のために軟骨膜の剥離は行わない. そのため, keystone areaにおける鼻背から約10 mmの判断が困難となり, 保存すべき高さの判断は中鼻甲介付着部の高さを目安とする. そして, 弯曲・突出した篩骨垂直板・鋤骨・鼻中隔軟骨を切除する. 鼻中隔軟骨尾側部を前鼻棘からいったん離断し, その後凸側の粘膜剥離をすべて行う. 凸側の軟骨膜剥離をすべて行わないと凸側の粘・軟骨膜が外側に戻ろうとする力が生じ, 若木骨折しても上弯矯正されない. 凸側の軟骨膜剥離をすべて行った後, ワルシャム鼻骨整復鉗子を用いて篩骨垂直板および鼻中隔軟骨を鼻骨より若木骨折させる（図7-a, b）. 若木骨折後にanchor sutureを行う. ここで上弯矯正するためのコツがある. 上弯凸側部の鼻腔に綿球などを挿入し鼻中隔を平坦な状態にして縫合することである. 若木骨折しても上弯の状態がただちに矯正されるわけではない（図7-c）. 上弯部が平坦化するようになっただけであり, この状態を固定する必要がある. そのため, 綿球で上弯部を圧迫し平坦な状態にするようにL-strutを尾側

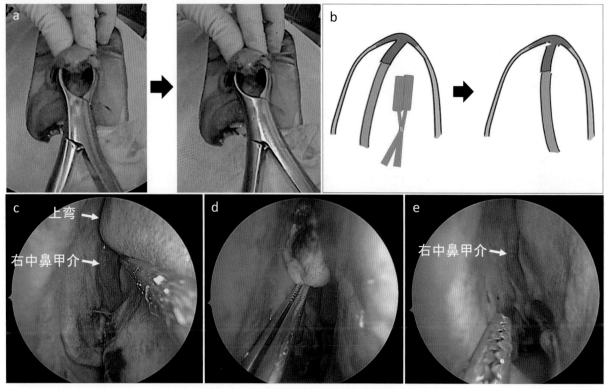

図 7. 若木骨折による軽度上弯矯正術

a：鼻骨を支点にしてワルシャム鼻骨整復鉗子で篩骨垂直板および鼻中隔軟骨を左に若木骨折している

b：若木骨折の模式図

c：若木骨折後の鼻内所見. 若木骨折するも上弯は元の形態に戻っている

d：綿球を挿入することにより上弯矯正した状態をつくっている

e：d の状態で anchor suture を行うと上弯矯正された状態が固定される

に引き出してから（図7-d），anchor suture でその状態を固定する（図7-e）.

5．OSRP による前弯・上弯・外鼻変形矯正術[10)11)]（図8）

1）大鼻翼軟骨の下縁に沿ってマーキングする．内側は内側脚の下端に沿って鼻柱の縁 1 mm 後方を通り，鼻柱鼻尖部移行部までとする．鼻柱切開は逆 V 字状にして軟骨辺縁切開の端につなぐようにする（図8-a）.

2）皮膚と骨軟骨骨格の間にキシロカイン®注射液 1％エピレナミン含有を注射し，粘膜下にも注射する．注射後，数分間圧迫し血管収縮薬が均一に広がるようにして外鼻変形を減らす．5 分以上待ってから切開を行う.

3）皮膚鈎で鼻柱の皮膚切開縁を持ち上げ，内側脚の前方を切離して鼻柱の皮膚を遊離する．剪刀で皮膚と大鼻翼軟骨間のつながりを切離する

（図 8-b，c）.

4）骨膜剥離子で鼻骨の骨膜下剥離を行い，求める部位を露出する.

5）剪刀で大鼻翼軟骨内側脚と中間脚の間のドーム間靱帯と鼻中隔膜様部を分離，切断し，鼻中隔にアプローチする（図8-d, e）．鼻中隔の両側粘膜軟骨膜を剥離し，篩骨垂直板・鋤骨の切除を行う.

6）篩骨垂直板，鋤骨の処置後，外側鼻軟骨と鼻中隔軟骨を分離する（図8-f）．鼻中隔と前鼻棘の離断も行い，鼻中隔全体の歪を把握する.

7）症例に応じた graft 縫合，骨切り術（図8-g）を施行し，閉創する．軟骨性斜鼻の矯正は，外側鼻軟骨ずらし縫合（図8-h）により矯正する.

・batten graft：弯曲した軟骨や折れている軟骨に対し，直線化するよう補強を目的に用いる.

・columellar strut：左右の鼻翼軟骨内側脚の間

26

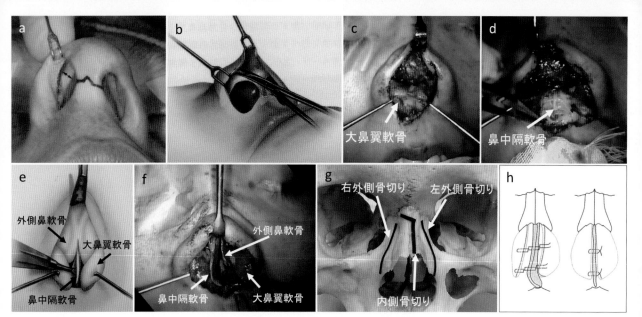

図 8. OSRP による前弯・上弯・外鼻変形矯正術
a：切開線のマーキング．鼻柱皮膚中央部における逆 V 字切開
b：皮膚と外側鼻軟骨・大鼻翼軟骨の切離をしている模式図
c：実際に皮膚と外側鼻軟骨・大鼻翼軟骨を切離した後の所見
d：大鼻翼軟骨間の切離
e：鼻中隔を露出した状態の模式図
f：実際に外側鼻軟骨と鼻中隔軟骨を分離した所見．鼻中隔全体の歪を把握する
g：骨性斜鼻に対する骨切り術
h：軟骨性斜鼻に対する外側鼻軟骨ずらし縫合

に graft を入れて固定する．鼻尖を上げる効果が
あり，鼻孔の大きさを整える．

・spreader graft：鼻背からのアプローチで鼻
中隔軟骨鼻背側と外側鼻軟骨の間に graft を挿入
する．その効果は，偏位した鼻背の直線化と外鼻
中央 1/3 の整容的改善および内鼻弁を広げ鼻腔を
拡大することである．

・alar batten graft：外鼻を構成する軟骨の脆弱
性による鼻閉に対して，堅牢性を高めるために用
いる．

8）組織を基礎骨格に再付着させるために外鼻
に熱可塑性スプリントを貼る．

まとめ

鼻中隔手術の目的は鼻閉改善である．鼻閉を改
善させるための鼻中隔手術は一つではなく，中央
部，前弯，上弯・外鼻変形，どこまでの範囲を矯
正させるかにより術式は異なる．アプローチ・術
式は，手術による侵襲度および得られる改善度の

バランスから選択される．鼻中隔手術は若手期か
ら始める簡単な手術であるが，難度の高い症例で
は様々なテクニックが要求され，奥が深い手術で
ある．

参考文献
1）阿久津　誠，金谷洋明，柏木隆志ほか：Hemi-
transfixion 法による矯正術を施行した鼻中隔前
弯症例の検討．耳展，**62**：121-127, 2019.
　Summary　Hemitransfixion アプローチで bat-
ten graft を用いて前弯矯正する術式の評価を
している．
2）Kayabasoglu G, Nacar A, Yilmaz MS, et al：A
novel method for reconstruction of severe cau-
dal nasal septal deviation：Marionette septo-
plasty. Ear Nose Throat J, **94**：E34-E40, 2015.
3）飯村慈朗：鼻中隔手術―鼻閉に対する術式の変
遷―．日耳鼻会報，**120**：1424-1432, 2017.
4）宮脇剛司，積山真也，梅田　剛ほか：形成外科
手技を用いた鼻中隔外鼻形成術―前弯治療にお
ける鼻中隔軟骨尾側部の重要性―．日鼻誌，

57：637-646, 2018.
　Summary 鼻の機能と整容の改善を目的として，形成外科手技を応用した前弯矯正術の手術手技を解説している.

5）Jang YJ：Septoplasty. Rhinoplasty and Septoplasty. Jang YJ（ed）：75-92, Koon Ja Publishing Inc, 2014.

6）Iimura J, Miyawaki T, Kikuchi S, et al：A new "J septoplasty" technique for correction of mild caudal septal deviation. Auris Nasus Larynx, 47：79-83, 2020.
　Summary 軽度前弯症例に対し，Killian アプローチで縫合術を用いて行う矯正方法について解説，評価している.

7）飯村慈朗，白澤一弘，三浦拓也ほか：当科における上弯矯正術を施行した鼻中隔弯曲症症例.　頭頸部外科，30：317-323, 2020.
　Summary 骨切り術および若木骨折で行う上弯矯正術を解説している.

8）飯村慈朗：内視鏡下鼻副鼻腔手術エキスパートに学ぶスタンダードな手術手技，「内視鏡下鼻中隔手術—Killian 法と hemitransfixion 法—.　耳喉頭頸，8：754-759, 2019.

9）Nakayama T, Otori N, Asaka D, et al：Endoscopic single-handed septoplasty with batten graft for caudal septum deviation. Auris Nasus Larynx, 41：441-445, 2014.
　Summary 軽度前弯症例に対し，内視鏡下に batten graft で矯正する術式について解説，評価している.

10）宮脇剛司，積山真也，梅田　剛：鼻骨骨折変形治癒に対する外科的アプローチ.　耳喉頭頸，90：694-701, 2018.
　Summary 鼻骨骨折変形治癒に対し実際の症例を提示し，骨切り術で使用している器具および骨切り線，その手術方法を解説している.

11）西村邦宏，小川徹也：鼻外アプローチ（開放アプローチ）.　下郷和雄（監訳）：221-239，顔面骨への手術アプローチ.　医学書院，2019.
　Summary 写真および模式図を多く掲載し，鼻外アプローチ（開放アプローチ）について詳細にその手術手技を解説している.

MB ENT, 273：29-38, 2022

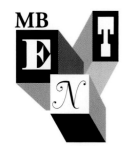

◆特集・Step up！鼻の内視鏡手術—コツと pitfall—

下鼻甲介手術および後鼻神経切断術

平野康次郎*

Abstract 日本においては鼻閉，鼻汁，くしゃみに対して手術療法が広く行われているが，海外においては必ずしもそうではない．日本において，手術療法の効果があることは周知であると思われるが，手術療法が鼻の生理的作用に与える影響に関しては，諸外国に比べて過小評価されているのかもしれない．この稿では，① 鼻粘膜の縮小と変調を目的とした手術（下甲介粘膜レーザー焼灼術など），② おもに鼻閉の改善を目的とした鼻腔形態改善手術（内視鏡下鼻腔手術 I 型など），③ おもに鼻漏の改善を目的とした手術（後鼻神経切断術など）について述べる．それぞれの手術の効果と影響，そして一般的な術式といくつかの Tips をまとめる．これらを把握することが，それぞれの患者に正しい適応の手術を行う第一歩となる．鼻腔手術は，副鼻腔手術に比べてもそれぞれの医師の考え方が出る手術だと感じるが，「鼻の正常機能への影響を最小限にする手術方法」を行うことが重要である．

Key words アレルギー性鼻炎（allergic rhinitis），アレルギー性鼻炎の手術療法（surgical treatment of allergic rhinitis），下鼻甲介手術（inferior turbinate surgery），下甲介粘膜レーザー焼灼術（laser surgery for inferior turbinate），鼻閉改善手術（surgery for nasal obstruction），後鼻神経切断術（posterior nasal neurectomy）

はじめに

　日本において，鼻腔形態改善手術や後鼻神経切断術は広く行われている．鼻中隔弯曲症や肥厚性鼻炎などによる鼻閉に対して鼻腔形態改善手術が施行され，アレルギー性鼻炎などによる鼻過敏症に対して後鼻神経切断術が施行されているが，実際には単一の手術のみを施行することは少なく，いくつかの手術を組み合わせて行われていることが多い．これらの手術方法の効果があることは周知であるが，その適応は明確ではなく，それぞれの臨床医の裁量で手術適応を決めているのが実情である．手術療法はアレルギー性鼻炎を治癒させる治療ではないが，鼻炎に関連する諸症状を強く抑制することができるため鼻アレルギー診療ガイドライン[1]においては重症アレルギー性鼻炎で保

存治療に抵抗するもの，通年性鼻炎，花粉症ともに重症・最重症例で鼻腔形態異常を伴う場合，反復発作により不可逆的な粘膜肥厚がある症例は薬物療法による治療効果が限定的であるため手術療法の適応とされている．また，患者のニーズや受験，出産などの社会的背景によっても適応を考慮するとしている[1]．多抗原に重複感作があり通年性にアレルギー発作を起こす症例や，鼻閉やアレルギー性鼻炎により他疾患（閉塞性睡眠時無呼吸症候群や気管支喘息など）のコントロールが不良になる症例，薬剤減量を望む症例などに対しても積極的に手術療法が行われているのが日本の現状であると思われる．手術療法としては，① 鼻粘膜の縮小と変調を目的とした手術（下甲介粘膜レーザー焼灼術，下甲介粘膜焼灼術など），② おもに鼻閉の改善を目的とした鼻腔形態改善手術（内視

* Hirano Kojiro，〒142-8555 東京都品川区旗の台 1-5-8　昭和大学医学部耳鼻咽喉科頭頸部外科学講座，講師

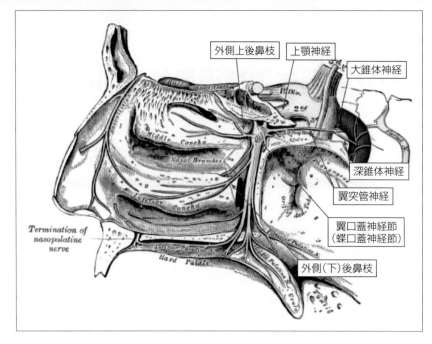

図 1.
鼻腔外側を走行する神経の分布図
翼突管神経が Vidian 神経である．図の下後鼻枝を切断するのが後鼻神経切断術である．
(Henry Gray：Anatomy of the Human Body：p. 892, 1981. より改変・引用)

鏡下鼻腔手術Ⅰ型，内視鏡下鼻中隔手術Ⅰ型など），③ おもに鼻漏の改善を目的とした手術(Vidian 神経切断術，後鼻神経切断術など)と，3種類に分類されている[1].

解剖と生理的作用

　鼻甲介の構造と生理的作用について述べる．下鼻甲介は上皮層と粘膜固有層と下鼻甲介骨によって形成され，それぞれが鼻腔狭窄の原因となる[2].上皮は繊毛をもち，鼻甲介に付着した粒子を咽頭方向へ移動させる．粘膜固有層には血管，鼻腺，神経が存在する．下鼻甲介の血流は前篩骨動脈からの前外側鼻枝と，蝶口蓋動脈からの外側鼻枝により供給されている．これらの血流は吻合し下鼻甲介動脈を形成する．sinusoid と呼ばれる平滑筋で囲まれた静脈叢や，動静脈吻合が存在し，豊富な血流供給を受けた sinusoid が増大や縮小することで鼻粘膜の厚みが変化し鼻腔通気をコントロールしている．自律神経機能に応じ，下鼻甲介平滑筋が弛緩するとうっ血となり，下鼻甲介粘膜が腫脹することになり鼻腔抵抗が増加する．これらの構造により下鼻甲介は加温・加湿作用をもち，繊毛機能による異物除去機能や免疫グロブリンの分泌による感染防御などの機能も有する．

　下鼻甲介骨は上顎甲介由来の独立した骨であり，篩骨から生じる上鼻甲介や中鼻甲介とは発生学的に異なる．下鼻甲介の前端は上顎骨前頭突起に，後端は涙骨に付着している．

　下鼻甲介への神経は翼口蓋神経節より分枝するが，翼口蓋神経節には知覚神経，交感神経，副交感神経，運動神経が含まれている．知覚神経は三叉神経第2枝である上顎神経より分枝した翼口蓋神経である．上顎神経節から深錐体神経を経由した交感神経線維と延髄の上唾液核から大錐体神経を経由した副交感神経は翼突管神経(Vidian 神経)と結合し翼口蓋窩に到達する．これらが結合した神経線維より外側後鼻枝が分枝し蝶口蓋孔を通って鼻腔に至る．そして，後鼻神経の分枝は下鼻甲介骨の溝状構造に沿って蝶口蓋動静脈の分枝と束状になって伴走する(図1).

手術の適応と生理機能に与える影響

　下鼻甲介に侵襲を加える手術は少なからず鼻甲介の生理的機能を障害する．そのため，手術適応に関しては慎重を期す必要があり，生理的機能を大きく損なう手術方法は推奨されない．3〜6か月の保存的治療を行い，主観的にも客観的にも効果に乏しい場合に手術が考慮[3]されることが多い.

表 1. 下鼻甲介手術後の繊毛輸送時間の変化

繊毛輸送能は下鼻甲介切除術群，CO_2レーザー焼灼術群，電気凝固術群，冷凍療法群では初年度から悪化し，時間が経過しても改善は認められなかった（$P < 0.001$）

Treatment	1st Year	2nd Year	3rd Year	4th Year	5th Year	6th Year
Turbinectomy（下鼻甲介切除術）	29±0.92	28±0.73	29±0.85	29±0.95	28±0.98	29±0.82
Laser cautery（CO_2レーザー焼灼術）	27±1.78	27±1.67	26±1.83	27±1.90	27±1.84	27±1.68
Electrocautery（電気凝固術）	26±1.64	25±1.57	26±1.49	25±1.93	26±1.70	26±1.53
Cryotherapy（冷凍療法）	25±1.92	26±2.15	26±2.05	25±1.93	25±2.05	26±1.89
Submucosal resection（粘膜下組織切除術）	20±2.45	20±2.36	18±2.15	20±2.41	19±2.25	18±2.34
Submucosal resection with lateral displacement（粘膜下組織切除術＋下鼻甲介外側偏位）	21±2.15	18±1.83	15±1.75	15±1.68	16±1.73	15±1.67
Data are mean values±SD in minutes. Normal mucociliary transport times is 13±2 minutes.						

（文献 4 より改変・引用）

表 2. 下鼻甲介手術後の粘膜免疫グロブリン（lgA）分泌の変化

粘膜免疫グロブリン（lgA）分泌は，下鼻甲介切除術群，CO_2レーザー焼灼術群，電気凝固術群，冷凍療法群では初年度から大幅に悪化し，回復を示さなかった．粘膜下組織切除術群，粘膜下組織切除術＋下鼻甲介外側偏位群も術後に分泌が低下したが，時間とともに回復した（$P < 0.001$）

Treatment	1st Year	2nd Year	3rd Year	4th Year	5th Year	6th Year
Turbinectomy（下鼻甲介切除術）	20±5.30	15±4.60	18±4.80	20±5.50	20±4.50	21±5.80
Laser cautery（CO_2レーザー焼灼術）	10±2.40	11±2.20	15±2.90	10±2.50	12±2.65	13±2.48
Electrocautery（電気凝固術）	10±2.50	10±2.60	12±2.90	18±3.10	21±2.90	23±2.54
Cryotherapy（冷凍療法）	8±2.20	12±2.80	10±2.70	15±2.80	18±2.15	20±2.20
Submucosal resection（粘膜下組織切除術）	40±8.30	35±7.80	40±8.40	53±9.20	59±9.55	57±8.40
Submucosal resection with lateral displacement（粘膜下組織切除術＋下鼻甲介外側偏位）	38±8.10	40±8.60	52±9.50	70±12.80	73±11.50	75±12.70
Data are mean values±SD in milligrams per 100 mL. Normal secretory IgA concentration is 80 to 100 mg/100 mL.						

（文献 4 より改変・引用）

下鼻甲介手術の影響や効果がよく理解できるのがPassáli らの報告[4]である．この研究では 382 人のアレルギー性鼻炎患者を 6 つの治療法（下鼻甲介切除術（ここでは，下鼻甲介を基部からすべて切除する術式を指す），CO_2レーザー焼灼術，電気凝固術，冷凍療法，粘膜下組織切除術，粘膜下組織切除術＋下鼻甲介外側偏位）にランダムに振り分け，最大 6 年間（92 人が 6 年間）と長期にわたり症状スコア，鼻腔通気度，繊毛機能，粘膜免疫グロブリン（lgA）を観察している．症状スコアでは粘膜下組織切除術群，粘膜下組織切除術＋下鼻甲介外側偏位群が秀でており，初年度よりもっとも有効性を示し，6 年後でも有効率はほとんど変化がなかった．鼻腔通気度では下鼻甲介切除術群，粘膜下組織切除術群，粘膜下組織切除術＋下鼻甲介外側偏位群が優れていた．CO_2レーザー焼灼術群，電気凝固術群，冷凍療法群は，初年度は有効であるが，2 年目以降は症状スコアが上昇し，鼻腔通気度が低下していった．繊毛輸送能は下鼻甲介切除術群，CO_2レーザー焼灼術群，電気凝固術群，冷凍療法群では初年度から悪化し，時間が経過しても改善は認められなかった（表1）．粘膜免疫グロブリン（lgA）分泌は，下鼻甲介切除術群，CO_2レーザー焼灼術群，電気凝固術群，冷凍療法群では初年度から大幅に悪化し回復を示さなかったのに対し，粘膜下組織切除術群と粘膜下組織切除術＋下鼻甲介外側偏位群は術後に分泌が低下したが，時間とともに回復した（表2）．以上を鑑みると，鼻の正常機能を保つ術式は粘膜上皮を温存した術式であることがわかる．CO_2レーザー焼灼術に関しては，上皮の重層扁平上皮化生により抗原の上皮内進入の防止作用があるとされており，これは繊毛輸送能やIgA 産生とはトレードオフの関係であると考えられるため一概に悪いとは言い切れないが，少なくとも繊毛機能や粘膜免疫グロブリン（lgA）分泌能は低下するということを理解する必要がある．

表 3. レーザーの種類による特性の違い
レーザーの種類によって深達度は違い，深達度が深くなるにしたがって
痂皮付着期間も長くなる

種類	深達度	改善率	痂皮付着期間
CO_2	0.5〜1.0 mm	60〜90%/1 year	few weeks
Algon plasma	1〜2 mm	70〜80%/1 year	
Yag	10 mm	70〜80%/1 year	several month
AgNO3	Depends on contact time	50〜90%/2 years	risk of necrosis

(DeRowe A, Landsberg R, Leonov Y, et al：Subjective comparison of Nd：YAG,
diode, and CO2 lasers for endoscopically guided inferior turbinate reduction
surgery. Am J Rhinol, 12：209-212, 1998. より改変・引用)

下鼻甲介手術および後鼻神経切断術の実際

1．鼻粘膜の縮小と変調を目的とした手術

1）総　論

　下鼻甲介粘膜に対してレーザー（CO₂，半導体），アルゴンプラズマ，電気メス，刺入電極，超音波メス，光源などを用いて手術が行われるが[1]，デバイスやレーザー種によって粘膜変性の深達度，侵襲が変わるため（表3），それぞれのデバイスの特徴を把握しておく必要がある．この手術は低侵襲であり，外来日帰り手術で表面麻酔や浸潤麻酔によって広く行われているが，使用するデバイスにより必要な麻酔深度も違うことに注意を要する．一般的に深達度が浅いデバイスは短時間の表面麻酔で，深達度が深いデバイスは浸潤麻酔が用いられる．深達度が浅いCO₂レーザーは低侵襲であり表面麻酔で行われるが，鼻中隔弯曲症などがあり鼻が狭い症例や，手術への恐怖心が強い症例，小児などでは表面麻酔の時間を長くすることにより痛みなく手術を行うようにすることがコツである．深達度が深いレーザー種を使用する場合は表面麻酔時間を長くするなどの対応をするとよい．また，月1回の照射で2回の照射をセットにした方法や，週1回の照射で3週連続を1クールとしている照射方法[5]も報告されている．ワット数を下げた照射条件で行うことで低侵襲となり，より痛みが出にくくなるが効果が乏しい可能性がある．複数回照射することにより痛みの軽減と確実な効果を得るための方法であり，痛みに弱い小児などに適している．レーザーは低侵襲であるが，前述したように繊毛輸送能や粘膜免疫グロブリン（lgA）分泌は長期間にわたり低下する．鼻腔生理機能に全く影響がないわけではないので，当然ではあるがレーザーであってもその適応はしっかりと考慮する必要がある．適応は非常に広いが，鼻中隔弯曲症を伴う症例では操作範囲が限定的になることや，弯曲の凸側では癒着への注意がいる．凹側では下鼻甲介は対称性に肥厚するが，下鼻甲介骨の付着角度が鈍角になっており[6]，決して粘膜のみの肥厚ではないため，やはり効果は限定的である．また，過度の粘膜焼灼は下鼻甲介の萎縮を引き起こすため注意を要する．

2）術式とポイント

　代表し下鼻甲介粘膜レーザー焼灼術の術式を示す．浸潤麻酔は使用せず，4%リドカイン外用液と，等量の1,000〜5,000倍希釈エピネフリン外用液を浸したガーゼによる15分程度の表面麻酔後にレーザーで下鼻甲介全体を焼灼する（図2-a）．下鼻甲介後端までしっかり焼灼することで鼻閉に対する効果を上げることができる（図2-b）．この時，レーザーは深達度が浅いため，鼻汁を丁寧に吸引しながら下鼻甲介粘膜上皮を焼灼する．施術に要する時間は数分程度であり，出血や痛みはほとんどなく小児から安全に施行できる．照射時間と深度により痛みや効果は異なる．2.5〜3.5ワットで焼灼されるが，大きいワット数で，長い時間焼灼することにより効果も高くなるが痛みも強くなる．たとえば，粘膜固有層深部の静脈叢に作用すれば肥厚した鼻粘膜の減量に寄与するが，下鼻甲介骨近傍には神経線維と血管が走行しているため出血や痛みの問題が生じる可能性がある．

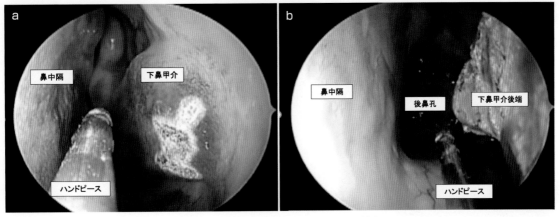

図 2. 下鼻甲介粘膜レーザー焼灼術(左)
a：表面麻酔後に下鼻甲介粘膜に対してレーザー(CO_2レーザー)で焼灼している
b：下鼻甲介後端まで焼灼することにより鼻閉に対する効果が期待できる

2．おもに鼻閉の改善を目的とした鼻腔形態改善手術

1）総　論

鼻中隔の弯曲がある時に内視鏡下鼻中隔手術が，下鼻甲介の肥厚に対して内視鏡下鼻甲介手術が行われる．鼻中隔手術の詳細は他項を参照されたい．鼻閉に対する手術の効果は高く，患者満足度も高い手術方法であるといえる．

内視鏡下鼻甲介手術は，下鼻甲介切除術，下鼻甲介部分切除術，下鼻甲介の外側への骨折術，粘膜表層は残し粘膜固有層を減量する下鼻甲介粘膜下切除術，下鼻甲介骨を摘出する粘膜下下鼻甲介骨切除術などが行われる．現在は下鼻甲介表層の粘膜は温存し，下鼻甲介骨の肥厚や下鼻甲介骨の付着角度が鈍角となっている症例では粘膜下下鼻甲介骨切除術が，下鼻甲介骨の肥厚よりも粘膜の不可逆的形態変化による肥厚が目立つ症例では下鼻甲介粘膜下切除術が積極的に行われている．下鼻甲介粘膜の生理的作用の重要性を考えると下鼻甲介を大きく切除する手術や，広範囲に粘膜表層を除去する方法は避けるべきである．下鼻甲介切除術は下鼻甲介と粘膜をすべて切除する術式であるが，萎縮性鼻炎や empty nose syndrome により悪臭鼻汁や乾燥症状が 16〜20% に出現したと報告されている[3]．下鼻甲介部分切除術は下鼻甲介前方 1/3 などを切除する術式であり，鼻閉にもっとも関与する下鼻甲介前端を切除することにより鼻閉を改善しつつ，下鼻甲介の後方が保たれ

るため，ある程度の生理機能は保たれるという術式である．短期的には約80%の患者満足度を示したという報告もあるが，下鼻甲介前方が失われることで拡散機能や調節機能が失われることにより患者満足度は1年後には54%に低下すると報告されている[7]．粘膜下下鼻甲介骨切除術は下鼻甲介の粘膜を骨膜下に剝離し下鼻甲介骨を切除する術式である．上皮層を含む粘膜は温存できるため，鼻の生理機能を保つことができると同時に，術後出血や痂皮のリスクが少なくなる．長期経過に関しても，術後5年でも70%が軽症化し，50%の患者が投薬不要であったと報告されている[8]．下鼻甲介粘膜下切除術は，下鼻甲介の粘膜上皮は温存し，粘膜下層のみを切除する術式である．鼻閉を生じる粘膜下層を切除し，粘膜上皮を温存することにより，鼻閉に対する効果と鼻の生理的機能の温存がある程度可能である．また，下鼻甲介骨を温存することにより長期経過後の下鼻甲介の萎縮も生じづらいという利点がある．一方で，手技が煩雑で不十分な手術や粘膜損傷が生じやすい[3]．

2）術式とポイント

代表し粘膜下下鼻甲介骨切除術の術式を示す．4%リドカイン外用液と，等量の 1,000〜5,000 倍希釈エピネフリン外用液を浸したガーゼによる表面麻酔後に，エピネフリン添加 0.5%（もしくは 1%）リドカイン注射液により浸潤麻酔を行う．浸潤麻酔の注射部位は，前述のとおり下鼻甲介の血流は前篩骨動脈からの前外側鼻枝と，蝶口蓋動脈

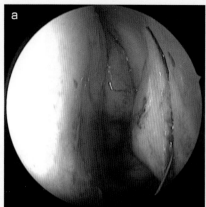
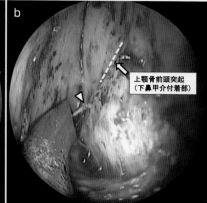
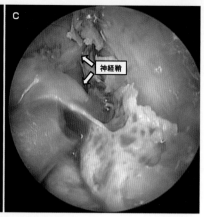
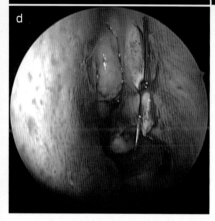

図 3.
粘膜下下鼻甲介骨切除術（左）
a：下鼻甲介骨に対して垂直に切開し，最短距離で骨膜下に侵入できるようにする
b：血管（矢尻）を焼灼しながら剝離することで出血なく手術を行える．上顎骨前頭突起の下鼻甲介付着部（点線）より上方は上顎骨であり凹凸はなく剝離操作は容易である．下方は下鼻甲介骨であり凹凸がある
c：下鼻甲介の溝状構造の中の索状物（神経鞘）を丁寧に外していく．これを（焼灼）切断することで選択的後鼻神経切断術になる
d：raw surface が出ないように下鼻甲介粘膜切開部は 1〜2 針縫合する

からの外側鼻枝より供給されているため，これらの領域と，粘膜切開部に注射を行う．全身麻酔下でも局所麻酔下でも可能な手術である．下鼻甲介前方の粘膜をメスで切開する．この時に下鼻甲介骨（または上顎骨前頭突起の下鼻甲介付着部）の骨膜下まで入ることが重要である．また，手術の適応となる患者は下鼻甲介粘膜がリモデリングで肥厚している症例が多く，下鼻甲介骨に対して切開が斜めに入ると損傷する粘膜断面積が広くなり出血に悩まされることがあるため，下鼻甲介骨に対して垂直に切開し，最短距離で骨膜下に侵入できるようにする（図 3-a）．下鼻甲介骨は凹凸があるため，初級者は骨膜下に侵入するのに難渋することがある．下鼻甲介が付着している上顎骨は凹凸がなく骨膜下に侵入するのは容易であるので，切開を上方まで延長し上顎骨で骨膜下に入り，上方から下方に向かって剝離していくことによって容易に下鼻甲介骨の骨膜下に入れる．下鼻甲介の総鼻道側の剝離をすすめるが，骨孔の中を走る血管をバイポーラや電気メスで焼灼しながら剝離する

ことにより出血なく手術を行うことができる（図 3-b）．下鼻甲介の溝状構造の中の索状物には神経鞘，動静脈を含んでおり，これを切断すると出血するので丁寧に外していく（図 3-c）．下鼻甲介骨の肩まで切除することで中鼻道が広がり，下鼻甲介骨全体を摘出することで下鼻甲介はかなり縮小するが，必ずしも骨を完全に摘出することが正しいとは限らない．将来的には加齢により下鼻甲介粘膜が萎縮する可能性などを考え，過剰な減量にならないように左右の鼻腔のバランスなどをみながら下鼻甲介骨の摘出量を決める必要がある．下鼻甲介粘膜切開部は 1 針でも縫合して手術を終えると創部の痂皮が少なく，粘膜の修復が早い（図 3-d）．

3．おもに鼻漏の改善を目的とした手術（後鼻神経切断術）

1）総　論

重症鼻過敏症患者においては，自律神経反射により末梢刺激による中枢伝達経路が副交感神経優位に傾いていること，粘膜自体の知覚過敏により

知覚神経終末より神経物質(サブスタンスＰなど)が放出され，神経原性炎症と呼ばれる病態を生じ粘膜の過敏性が亢進していること，中枢感作により過剰な遠心性投射を生じていることが報告されている[9]．手術自体は鼻アレルギー診療ガイドラインにおいては重症・最重症例で鼻腔形態異常を伴う場合に推奨とされているが，後鼻神経切断術単独では鼻閉に対する効果は限定的であり，特にくしゃみ・鼻漏症状に対して手術が施行される．実際には後鼻神経切断術単独ではなく鼻腔形態改善手術と同時に行われることが多い．過去にはVidian 神経切断術が行われていたが，涙分泌機能の低下によるドライアイや，翼口蓋神経節の障害による三叉神経痛，口蓋知覚麻痺といった副損傷の発生が散見された．後鼻神経切断術においては理論上これらの副損傷は発生せず，手術手技も比較的簡便かつ低侵襲である．また，Vidian 神経切断術では翼口蓋神経節よりも中枢側の遠心性神経のみを切断するが，後鼻神経切断術では翼口蓋神経節よりも末梢側で切断するため，求心性知覚神経も切断することになり，より確実に鼻漏の抑制効果を発揮する．注意点としては，この神経切断により神経終末からの入力刺激が障害されることになり，empty nose syndrome を発症するリスクが指摘されている．また，狭義では後鼻神経切断術は動脈(蝶口蓋動脈)を温存しながら神経線維を選り分け切断する術式であるが，後鼻神経切断術時に蝶口蓋動脈も一塊に切断する術式もある．神経線維，蝶口蓋動脈を含む索状物を一塊にバイポーラやハーモニックスカルペルなどで焼灼する手術方法である．簡便な手術方法ではあるが，この術式では鼻腔の血流の約 70%を担当する動脈を切断することになるため，術後出血や，長期経過においては dry nose や empty nose syndromeのリスクがあると考えられる．少なくとも蝶口蓋動脈を温存することが鼻腔生理機能の温存や術後合併症の回避に寄与すると考えられ，可能な限り避けるべきである．

　多抗原に重複感作があり通年性にアレルギー発作を起こす症例や，アレルギー性鼻炎コントロール不良により下気道(気管支喘息)コントロールが不良になる症例，薬剤減量を望む症例(ex. 今後の妊娠に向けて，薬剤アレルギーがある，スポーツ選手など)，アレルギー性鼻炎により学業に支障をきたしている学生など，アレルギー性鼻炎により生活の質が著しく低下している症例は本手術の適応と考える．アレルギー性鼻炎の症状であるくしゃみ，鼻汁，鼻閉はそれぞれ，異物除去や加温・加湿作用などの鼻の生理的作用でもある．そのため，長期的経過によっては加齢に伴って鼻の乾燥感や萎縮性鼻炎などの発生率を上昇させる可能性は否定できない．

　手術のエビデンスとしては，術後 6 か月の時点で下鼻甲介粘膜における鼻腺の分布密度の低下と炎症細胞浸潤の減少が認められ，IL-5 や eotaxinが有意に低下することが報告されている[10]．有効性に関する報告は，後鼻神経切断術のみのもの，後鼻神経切断術と下鼻甲介手術を行ったもの，選択的後鼻神経切断術と粘膜下下鼻甲介骨切除術を行ったものなど，様々な術式の有効性の報告が混在しているが，くしゃみ 65.6〜95%，鼻汁 60.9〜100%，鼻閉 69.6〜100%，日常生活支障度の改善91% と高い効果が報告されている[11]．長期効果に関しては 2 年程度の経過で効果が減弱してくるという報告や，3 年以上や 4 年以上高い効果をたもっている報告などが混在している[11]．長期的な効果を示したという報告が多く，臨床的には長期効果が望めると考えているが，動物実験においては鼻粘膜の神経は 1 年で 40% 再生するという報告もある[12]．批判的にみると，後鼻神経切断術の主目的である鼻漏，くしゃみの改善効果に関しては有効な客観的指標がなく，自覚症状スコアに負うところが大きくバイアスを受けやすい．後鼻神経切断術を下鼻甲介手術と併施することに関して臨床的上乗せ効果は認められなかったとの報告もある．Albu らは術後 1 年の時点で後ろ向きに検討したところ，自覚鼻症状の VAS スコアの改善度，鼻腔抵抗，鼻腔断面積と容積の変化に有意差を認

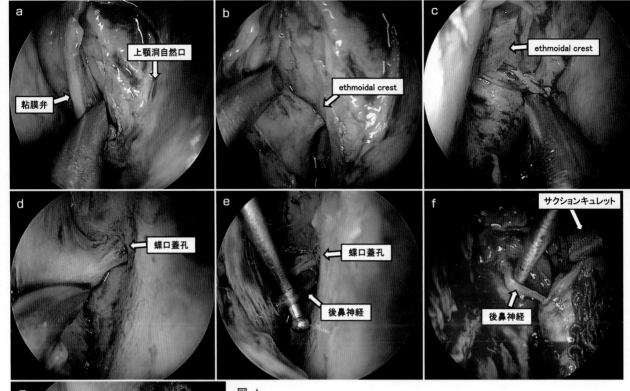

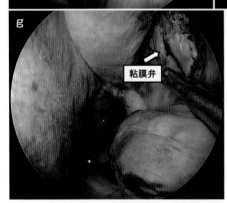

図 4.
後鼻神経切断術

　　a：後鼻神経切断術(左)．上顎洞自然口より後方で鼻粘膜を切開し粘膜弁を挙上する

　　b：後鼻神経切断術(左)．ethmoidal crest の大きさには個人差がある．この症例では ethmoidal crest は小さい

　　c：後鼻神経切断術(右)．ethmoidal crest の大きさには個人差がある．この症例では ethmoidal crest は大きい

　　d：後鼻神経切断術(左)．蝶口蓋孔を同定する

　　e：後鼻神経切断術(左)．後鼻神経を同定し切断する

　　f：後鼻神経切断術(右)．出血などで視野の確保に難渋する際は，3-hands でサクションキュレットなどで吸引と牽引を行いながら神経を処理するとよい

　　g：後鼻神経切断術(左)．粘膜弁を戻す

めなかったと報告している[13]．

　後鼻神経切断術の合併症としてはまず術後出血が挙げられる．おおむね1〜3%程度との報告が多い[11]．蝶口蓋動脈切断を行った報告では1.1〜3.3%．動脈切断を行わなかった報告では0〜2.2%と，蝶口蓋動脈切断群でやや多い結果であった[11]．竹野は粘膜弁を手術終了時に元の位置に戻して圧迫することがポイントではないかと述べている[9]．当院においても，蝶口蓋動脈を温存したうえで粘膜弁を戻してパッキングを行っており，5年間で約150件の後鼻神経切断術を施行しているが術後出血は0件である．術後出血は14日以内に出血したとの報告が多いが，術後28日の出血の報告もある．

2）術式とポイント

　後鼻神経切断術の術式を示す．ガーゼによる表面麻酔後に浸潤麻酔を行う．麻酔の部位は鼻粘膜を切開する部位と蝶口蓋動脈領域，中鼻甲介の付着部である．上顎洞自然口より後方で鼻粘膜を切開し粘膜弁を挙上し(図 4-a)，骨膜下で剝離をすすめる．鼻腔側壁後方部の骨隆起である ethmoidal crest を同定し，多くの場合 ethmoidal crest の骨を一部切除する(図 4-b, c)．ethmoidal crest 後方に蝶口蓋孔を同定する(図 4-d)．蝶口蓋孔より

鼻腔内に走行する血管神経線維束を同定し，線維束より血管と神経を分け，動脈（蝶口蓋動脈）を温存しながら白色の神経線維（後鼻神経）を切断する（図4-e, f）．切断した神経を焼灼し変性させる術式や，間に軟骨を挟むことで再生を予防する術式も行われているが，再生予防になるのかは現状では不明である．最後に挙上した粘膜弁を戻しパッキングする（図4-g）．

選択的後鼻神経切断術は粘膜下下鼻甲介骨切除術を施行し，その際に術野に現れる後鼻神経の末梢枝を選択的に切断する手術方法である．下鼻甲介骨の溝状構造の中の索状物には神経鞘，動静脈を含んでおり，これを切断することで後鼻神経切断効果を得る（図3-c）．蝶口蓋動脈が術野に現れないのでより安全であるなどの利点も多く，手術の効果に関しても従来の手術方法と比べて遜色ない結果が報告されているが[14)15)]，症例数の少なさなどの問題もあり，現時点ではエビデンスが高いとはいえない．

まとめ

手術療法は二重盲検試験が行い難いためエビデンスは不足しており，国際的には有用性が認められているとはいえない．2010年のCochrane libraryのレビューにおいては十分なエビデンスがないためアレルギー性鼻炎に対する手術療法の効果は評価不能とされている[16)]．2015年の米国耳鼻咽喉科・頭頸部外科学会のガイドラインでは下鼻甲介切除術が保存療法抵抗症例に対しての選択肢のオプションとして加わったが，推奨度はCにとどまる[17)]．このエビデンスの不足や，特に長期的な安全面への懸念から海外では積極的には行われていないと聞く．しかし，日本の鼻アレルギー診療ガイドラインではアレルギー性鼻炎における手術療法のEBM上の推奨の強さは，国内の状況などにより全体としてはB（推奨＝利益が大きい）としている[1)]．我々日本の耳鼻咽喉科医には，手術適応を守り正しい手術を行っていくこと，長期成績などを発信しエビデンスを高めることが求められている．

文 献

1) 鼻アレルギー診療ガイドライン作成委員会：鼻アレルギー診療ガイドライン—通年性鼻炎と花粉症—2020年版（改訂第9版）．ライフ・サイエンス，2020．
   Summary 言うまでもないが，日本のアレルギー性鼻炎診療のbaseとなるガイドラインであり必読である．

2) Downs BW：The Inferior Turbinate in Rhinoplasty. Facial Plast Surg Clin North Am, **25**(2)：171-177, 2017.

3) Scheithauer MO：Surgery of the turbinates and "empty nose" syndrome. GMS Curr Top Otorhinolaryngol Head Neck Surg, **9**：1-28, 2010.

4) Passáli D, Passáli FM, Damialli V：Treatment of inferior turbinate hypertrophy：a randomized clinical trial. Ann Otol Rhinol Laryngol, **112**：683-688, 2003.
   Summary 下鼻甲介手術の生理的作用に与える影響がよく理解できる論文．以後のガイドラインなどにも頻回に引用されている．

5) 朝子幹也，百溪明代，川村繁樹ほか：小児鼻アレルギーに対するCO₂レーザー下鼻甲介粘膜焼灼術．小児耳鼻，**22**：38-41, 2001.

6) Jan BC, Kim SW, KimSW, et al：Is turbinate surgery necessary when performing a septoplasty? Eur Arch Otorhinolaryngol, **266**(7)：975-980, 2009.

7) Passali D, Lauriello M, Anselmi M, et al：Treatment of hypertrophy of the inferior turbinate：long-term results in 382 patients randomly assigned to therapy. Ann Otol Rhinol Laryngol, **108**：569-575, 1999.

8) Mori S, Fujieda S, Yamada T, et al：Long-term-effect of submucous turbinectomy in patients with perennial allergic rhinitis. Laryngoscope, **112**：865-869, 2002.

9) 竹野幸夫：重症鼻過敏症に対する後鼻神経切断術（経鼻腔翼突神経切断術）．日耳鼻会報，**120**：1299-1304, 2017.

10) Ogawa T, Takeno S, Ishino T, et al：Submucous turbinectomy combined with posterior nasal neurectomy in the management of severe allergic rhinitis：clinical outcomes and

local cytokine changes. Auris Nasus Larynx, **34**(3)：319-326, 2007.
  Summary 23 人に粘膜下下鼻甲介骨切除術と後鼻神経切断術を施行し，6 か月後の症状スコアや IL-5 と eotaxin が統計学的に有意に減少したこと，病理組織では炎症細胞や鼻腺が減少し，上皮層が層状柱状細胞で覆われたことを報告している．

11）鈴木成尚，藤岡正人，荒木康智ほか：粘膜下下鼻甲介骨切除術を併施した後鼻神経切断術の治療成績と手術適応の検討．日鼻誌，**57**(2)：130-137, 2018.

12）Nishijima H, Kondo K, Toma-Hirano M, et al：Prolonged denervation induces remodeling of nasal mucosa in rat model of posterior nasal neurectomy. Int Forum Allergy Rhinol, **7**(7)：670-678, 2017.

13）Albu S, Trombitas V, Nagy A：Endoscopic microdebrider-assisted inferior turbinoplasty with and without posterior nasal neurectomy. Auris Nasus Larynx, **41**(3)：273-277, 2014.

14）朝子幹也，河本光平，濱田聡子ほか：アレルギー性鼻炎の外科的治療—術式の選択と粘膜下下鼻甲介骨後鼻神経合併切除術—．日鼻誌，**49**(1)：8-14, 2010.

15）Kobayashi T, Hyodo M, Nakamura K, et al：Resection of peripheral branches of the posterior nasal nerve compared to conventional posterior neurectomy in severe allergic rhinitis. Auris Nasus Larynx, **34**：319-326, 2007.

16）Jose J, Coatesworth AP：Inferior turbinate surgery for nasal obstruction in allergic rhinitis after failed medical treatment. Cochrarle Data-base Syst Rev, **8**(12)：CD005235, 2010.

17）Seidman MD, Gurgel RK, Lin SY, et al：Clinical Practice Guideline：Allergic Rhinitis. Otolaryngol Head Neck Surg, **152**(Suppl 1)：S1-S43, 2015.
  Summary アレルギー性鼻炎の治療方針のガイドライン．下鼻甲介切除術が保存療法抵抗症例に対しての選択肢のオプションとして記載されている．

好評

\小児の/ 睡眠呼吸障害 マニュアル 第2版

編集　宮崎総一郎（中部大学生命健康科学研究所特任教授）
　　　千葉伸太郎（太田総合病院附属睡眠科学センター所長）
　　　中田　誠一（藤田医科大学耳鼻咽喉科・睡眠呼吸学講座教授）

2020年10月発行　B5判　334頁　定価7,920円（本体7,200円＋税）

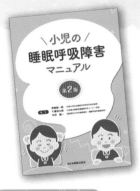

2012年に刊行し、大好評のロングセラーがグレードアップして登場！

睡眠の専門医はもちろんのこと、それ以外の医師、
研修医や看護師、睡眠検査技師、保健師など、
幅広い医療従事者へ向けた「すぐに役立つ知識」が満載。
最新の研究成果と知見を盛り込んだ、
まさに決定版といえる一冊です！

CONTENTS

全日本病院出版会　〒113-0033　東京都文京区本郷3-16-4　Tel：03-5689-5989
www.zenniti.com　Fax：03-5689-8030

MB ENT, 273：40-47, 2022

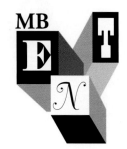

◆特集・Step up！鼻の内視鏡手術—コツと pitfall—

内視鏡下上顎内側部分切除術

鈴木慎也*1　小林正佳*2

Abstract　上顎洞への手術アプローチは，内視鏡下鼻副鼻腔手術(endoscopic sinus surgery；ESS)が普及する以前は歯齦部である犬歯窩の外切開アプローチ，いわゆる Caldwell-Luc 法や和辻-Denker 法にて行われていた．ESS が導入されてからは主に中鼻道アプローチが広く行われている．
　しかし，上顎洞病変の主座の部位次第で ESS アプローチの難易度は大きく影響され，適応に限界があった．その後，その適応拡大として上顎洞内側壁切除術(endoscopic medial maxillectomy；EMM)，鼻涙管と下鼻甲介を温存する保存的上顎洞内側壁切除術(endoscopic modified medial maxillectomy；EMMM)が考案され，本邦で広く普及した．
　本稿では，これらの手術の適応疾患と EMMM の具体的な手術手順を紹介し，さらに EMMM を応用した ESS の適応拡大手術について概説する．

Key words　内視鏡下鼻副鼻腔手術(endoscopic sinus surgery；ESS)，上顎洞内側壁切除術(endoscopic medial maxillectomy；EMM)，保存的上顎洞内側壁切除術(endoscopic modified medial maxillectomy；EMMM)，鼻副鼻腔内反性乳頭腫(sinonasal inverted papilloma)，鼻涙管(nasolacrimal duct)

はじめに

　上顎洞への手術アプローチは，古典的には歯齦部の犬歯窩を外切開する Caldwell-Luc 法や和辻-Denker 法で行われていた．内視鏡下鼻副鼻腔手術(endoscopic sinus surgery；ESS)が導入されてから以降は，主に中鼻道アプローチでの上顎洞自然口開放が行われるようになった．しかし，上顎洞には気道の開放で対処可能な炎症の他，全摘出が必要な腫瘍も発生し，その病変の主座が上顎洞内のどの位置に存在するか次第で，ESS の難易度と適応の限界が決まる．近年，マイクロデブリッダーやドリルという電動機器やそれを安全かつ確実に適用するためのナビゲーションシステムなどの手術支援機器が導入され，ESS は適応範囲が拡大した．その一環として，従来 ESS では対応不可で外側鼻切開にて行われていた上顎洞内側壁切除術を内視鏡下で行う上顎洞内側壁切除術(endoscopic medial maxillectomy；EMM)が考案された[1]．その後，この手術アプローチは，鼻涙管と下鼻甲介を温存する保存的上顎洞内側壁切除術(endoscopic modified medial maxillectomy；EMMM)へと発展した．最初に開発されたのは蔦ら[2]の鼻涙管下鼻甲介スウィング法であり，その後 modified transnasal endoscopic medial maxillectomy(MTEMM)[3]，EMMM[4]が報告された．

　現在，本邦ではこの EMMM アプローチ法を用いた手術症例が普及している．本稿では，これらの手術の適応疾患，その手術操作と留意点，さらには EMMM を応用した鼻副鼻腔外への ESS の適応拡大についても概説する．

*1 Suzuki Shinya, 〒510-8567 三重県四日市市芝田2-2-37　市立四日市病院耳鼻咽喉科，部長
*2 Kobayashi Masayoshi, 三重大学大学院医学系医学研究科耳鼻咽喉・頭頸部外科，准教授

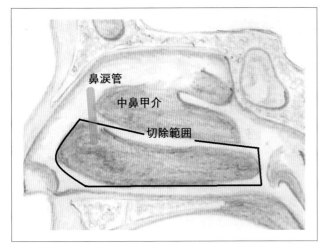

図 1. EMM の切除範囲の例
鼻涙管，下鼻甲介を含めて広範囲に鼻腔側壁を切除する

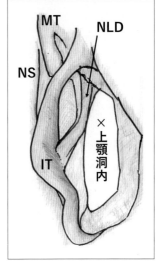

図 2. EMMM の模式図（左鼻内）
鼻涙管を露出し，下鼻甲介とともに
内側へ偏位させることで上顎洞前壁
や外側にアプローチが可能となる
NS：鼻中隔，IT：下鼻甲介，MT：
中鼻甲介，NLD：鼻涙管

上顎洞内側壁切除術

　ESS が普及する以前の上顎洞アプローチには，Caldwell-Luc 法と和辻-Denker 法がある．これらの方法は，直視下で口唇裏面の歯齦部の粘膜を切開挙上して上顎洞前壁骨を露出させ，この骨を削除して上顎洞を開窓し，上顎洞粘膜を剝離除去する．膜様部も開窓し，さらに対孔を設置する術式が Caldwell-Luc 法であり，この対孔を設置する際に梨状口縁を切除するのが和辻-Denker 法である．これらの術式の長所は，鼻外から上顎洞内全体を明視下におくことができ，病変に対して裸眼で直接手術操作できることであった．しかし，術後炎症の波及による頬部腫脹，上顎神経とその分枝の損傷によるしびれ感や感覚麻痺，頬部皮下組織の上顎洞内陥入とこれに伴う上顎洞腔の充填化と術後性上顎洞嚢胞の形成を惹起することがあり，ESS が普及した現在は適用頻度が激減した．

　一方，EMM は歯齦部の粘膜切開が不要なので低侵襲であり，顔面骨の変形が生じない．内視鏡下で上顎洞へアプローチするが，具体的な切除法や切除範囲は諸家により様々に報告されている[5)6)]．ただし，この術式の問題点は，上顎洞内側壁と下鼻甲介を合併切除するため（図1），術後長期間痂皮が付着したり，将来的に萎縮性鼻炎，empty nose syndrome を発症したり，また鼻涙管も切除するので，その断端処理が不十分だと鼻涙管閉塞症を生じ得ることである．よって，EMM

は内視鏡下手術になったという点では大きな進歩であるが，生理的な観点での術後鼻腔形態としては決して低侵襲とはいえない一面がある．EMM は上顎洞の内側壁自体に病変の主座がある腫瘍性病変にはよい適応であるが，慢性副鼻腔炎などの炎症性疾患や副鼻腔嚢胞の良性疾患では適応を慎重に検討する必要がある．

保存的上顎洞内側壁切除術

　前述の EMM の短所を回避するために，まず粘膜下の下鼻甲介骨を切除して下鼻甲介と下鼻道側壁粘膜，鼻涙管を鼻中隔側へ一時的に偏位させる鼻涙管下鼻甲介スウィング法が考案され，その後，さらに下鼻甲介骨も温存して鼻涙管前方から広く上顎洞内にアプローチする方法として MTEMM，EMMM（図2）が開発された．従来の対孔や自然口膜様部からのアプローチと比べて，これらの術式では 0° 直視鏡下で上顎洞内に広いワーキングスペースを確保でき，さらに斜視鏡，彎曲した器具を用いると上顎洞前壁も明視下で手術操作でき，上顎洞内のすべての部位に内視鏡下で手術操作ができる（図3）．そして，最後に一時的に内側偏位させた下鼻甲介前端を元の位置で縫

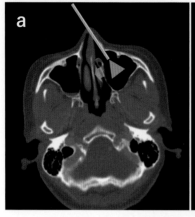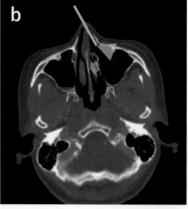

図 3. EMMM における斜視鏡の
視認範囲
鼻涙管を含む下鼻甲介粘骨膜弁を
内側に偏位させることで(青矢印),
上顎洞内の大半が 0° 内視鏡で観察
できる(a). さらに 70° 斜視鏡を用い
ると前壁もより広く視認すること
ができる(b)

表 1. EMMM の適応疾患

- 鼻副鼻腔内反性乳頭腫
- 上顎洞性後鼻孔ポリープ
- 副鼻腔真菌症
- 歯原性嚢胞・腫瘍
- 上顎洞内迷入異物
- 眼窩底骨折

合して鼻腔形態を復元すれば,萎縮性鼻炎や empty nose syndrome の発症を予防できる.

1. EMMM の適応疾患

2012 年に中山ら[4]が EMMM を考案して鼻副鼻腔乳頭腫などに対して有用であることを報告し,以降,様々な上顎洞病変に適用されるようになった.

EMMM の主な適応疾患を表 1 に示す.鼻副鼻腔内反性乳頭腫では,自然口アプローチで対処することが困難な上顎洞前壁や外側の基部病変を有する例がよい適応である.また,上顎洞性後鼻孔ポリープも再発予防のために基部粘膜の処理が必要であり,その基部の位置が自然口アプローチでは届かない例に EMMM は有用である.図 4 は上顎洞性後鼻孔ポリープの小児例の CT 像と術中所見で,このようにポリープの基部が洞底部にある場合でも EMMM アプローチで基部の処理が容易にできる.また,自然口アプローチで除去困難な上顎洞真菌症,歯科治療インプラントなどの大きな上顎洞内迷入医原性異物の摘出や X 線透過性異物の粘膜内への埋伏した例にも有用である[7].さらに,筆者は歯根嚢胞に対しても,歯牙温存可能な例に限って EMMM アプローチで嚢胞のみを処理し,歯牙温存に成功している.その他,眼窩底

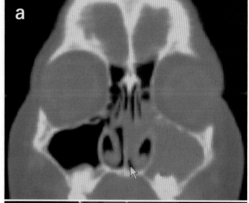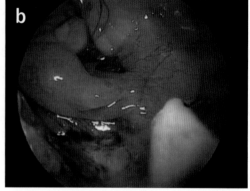

図 4. 上顎洞性後鼻孔ポリープの小児例
a:CT 画像. 左上顎洞から左総鼻道まで
軟部陰影が充満
b:手術所見. 上顎洞底部に基部を認める.
EMMM を行うことで基部の処理を含め容
易にアプローチができるようになる

骨折整復術にもこのアプローチが有用で,特に骨折線が前壁側に及ぶような例はよい適応である[8].

2. EMMM の手術手技

1) 下鼻甲介前端の切開

0.5% キシロカイン E® 注射液を蝶口蓋孔付近,

下鼻甲介前端と下鼻道粘膜の骨膜下に浸潤麻酔を行う．次に，梨状口縁後方で下鼻甲介前端粘膜から鼻腔底までしっかり切開を行う．この際，切開は梨状口縁後方であるかナビゲーションシステムで確認してもよい．切開には筆者はマイクロニードル電極（アングル45°，4 mm）の電気メスを用いているが，出血の予防にもなり，その後の粘膜剝離において良好な術野確保につながる．また，鼻腔底までの切開であるが，鼻中隔近くまでやや長めに切開を入れることで後の操作の粘骨膜弁を剝離して内側に開排する際の間口を広く保ちやすくなる利点がある．

2）下鼻道粘膜の剝離

前述の切開部位から下鼻道粘膜を骨膜下で剝離する．この際，鼻甲介稜の下鼻道側は粘膜が入り込むため剝離がやや難しくなるが，一点の剝離に固執せず，切開部の頭足から下鼻道側の広い範囲で一定して剝離を進めることで同部位の剝離もしやすくなる．この剝離操作時に筆者らはマリアブル・サクションキュレット[9]と"くぼこば"のサクションキュレット[10]を用いている．どちらも吸引付き剝離子であり，特に後者は先端が細径で直角に曲がっているので，狭いスペースでの側方の剝離に便利である．また，前述の鼻甲介稜粘膜の剝離操作にも有用である．

3）鼻涙管の露出と温存

前述の操作で鼻甲介稜および下鼻甲介骨，上顎骨内側壁が視認できたら，次に鼻甲介稜前端を削除して鼻涙管を露出させる．この削除には，この術式にあまり慣れないうちは先端径2.5 mmの20°弯曲DCR用ダイヤモンドバードリルを用いるとよい．これには生理食塩水を送出する金属筒の部分がひさしの役目を果たし，剝離した粘骨膜がドリルへ巻き込まれるのを回避できる利点がある．また，梨状口縁より後方の上顎骨内側壁は上顎洞側へ陥凹していることが多いので，この20°の弯曲が骨削除部位に適合しやすい．特に，梨状口縁から骨性鼻涙管まで幅が狭い症例があり，この場合も経4 mmより2.5 mmのダイヤモンド

バーのほうがより安全である．ただし，この術式に熟練したら，さらに径の大きいダイヤモンドバーを使用しても安全に早く操作ができる．また，ドリルを使用せずにノミを用いての手術操作も可能であり[9]，症例と術者の技量に応じて適宜方法を選択してよいと考えている．

注意点は，梨状口縁から骨性鼻涙管まで幅が狭い症例において，梨状口縁を外側方向へ削除すると誤って前頬部の皮下組織を露出させ，ここに存在する顔面動脈とその分枝から出血を生じることがあるので注意を要する．ナビゲーションシステムを使用する例では，骨削除前に梨状口縁と後方の上顎洞内側壁の位置を確認するとよい．鼻甲介稜から骨性鼻涙管へと骨削除すると，鼻涙管が幅5 mmほどの白色の索状物として確認できる．このときのドリル使用のコツは，一箇所で深掘りせず，骨性鼻涙管に沿うかたちで頭尾側方向に表面を撫でるように骨削除すると鼻涙管を損傷せずに露出できる．

4）上顎洞内側壁の骨削除

露出した鼻涙管を下鼻甲介の粘骨膜弁とともに内側に偏位させ，その前方の上顎洞内側壁前縁を縦に，そして下鼻道側壁下縁を水平に，これらをつなげてL字状に骨削除すると，下鼻甲介とともに鼻腔側壁を内側へドア状に偏位できる．このとき，骨削除部のすぐ裏の上顎洞内側粘膜に腫瘍などの病変がある場合は，骨のみを削除してドリルで病変を崩さないように慎重な操作が必要になる．この場合にはドリルで骨壁を薄くして後は骨折させて粘骨膜弁と骨壁のスペースを小ガーゼなどで剝離するか，あるいはドリルを使わずにノミで丁寧に骨削除すると病変を崩さずにきれいな操作ができる．また，粘膜を剝離した下鼻道後部のスペースに鼻綿，ガーゼを充填すると下鼻道側壁の骨削除時にワーキングスペースが確保できる．なお，その代わりに粘骨膜弁を鼻中隔に縫合しておくという報告もある[9]．上顎洞内側壁前縁をしっかり削除すれば0°内視鏡で前壁の観察と鉗子操作ができるようになる．このときも前縁を均

等に削除するのがコツである．また，上顎洞内側壁後部には骨壁内に下行口蓋動脈が走行しているので，これを損傷しないように注意する．上部は骨性鼻涙管が涙嚢窩に移行する部分までは骨削除が可能であるが，削除範囲は上顎洞内操作のための必要に応じた高さまでの削除でよい．

5）上顎洞内の観察，アプローチ

上顎洞内の粘膜（洞内の内側壁側の粘膜）を切開すれば，洞内にアプローチできるようになるわけであるが，特に上顎洞内の病変が腫瘍などであった場合は，慎重に洞内に入らなければならない．この場合も鋭的にL字の粘膜切開を入れ，その隙間から一度，内視鏡を挿入して洞内の腫瘍の状態や基部の位置をまず確認している．筆者はこの粘膜切開に眼科用角膜メスを用いることが多い．これはメス先に角度がついており，粘膜切開するのにちょうどよい角度である．または，一部切開したところから内視鏡でその内側壁粘膜に腫瘍基部や癒着などの問題がなければ，筆者は前述のマイクロニードル電極（アングル45°，4 mm）の電気メスをカットモードで用いて同様にL字に粘膜切開をしている．

そして，この切開した粘膜をドア状に鼻中隔側に偏位させて上顎洞を開放する．

6）閉　創

最後に，内側（鼻中隔側）にドア状に開いた下鼻甲介粘骨膜弁と鼻涙管を元の位置に戻し，下鼻甲介前端粘膜切開創を元通りに2針縫合して終了する．縫合には吸収速度が速い4-0バイクリルラピッド®を使用しており，これだとちょうど創部が癒合した後の術後1週間くらいで自然脱落するので，抜糸が不要で便利である．

3．鼻副鼻腔内反性乳頭腫の手術症例

EMMMアプローチにて摘出した右上顎洞前壁の外側に基部を有する乳頭腫（図5）の手術症例を提示する．前述の手術操作で露出させた鼻涙管ごと粘骨膜弁を内側にシフトさせてスペースを確保した．次に，内側壁の骨壁を削開して，上顎洞内側壁の粘膜を切開，開窓後に上顎洞内に内視鏡を

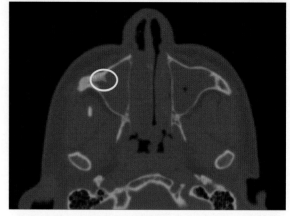

図 5. 鼻副鼻腔内反性乳頭腫の手術症例のCT像
右上顎洞前壁の外側に骨肥厚が認められ，同部が内反性乳頭腫の基部と考えられた（黄色丸印）

挿入した．最終的に基部周囲の粘膜をつけて腫瘍を完全摘出した（図6）．骨肥厚がみられた部分は，電気メスで焼灼しながら骨削除した．EMMMアプローチにより上顎洞のほぼ全体を観察，操作ができ，腫瘍の完全摘出が可能であった．

4．EMMMの留意点

このEMMMアプローチを行うことにより0°内視鏡でほとんどの上顎洞内の観察，操作が可能となり，斜視鏡を用いればさらにその操作範囲を広げることができる．しかし，上顎洞の口蓋陥凹の発育がよく，上顎洞底の高さが総鼻道底の高さよりも低い例で，その底部に腫瘍の基部があると腫瘍の剝離，摘出は難しくなる．このような際には，鼻腔底から上顎洞底にかけての骨辺縁をできるだけ滑らかになるように骨削除し，曲げられるサクションキュレットや弯曲タイプのスタムバーガーキュレットなどを用いて，腫瘍基部を含んだ粘膜と骨壁の間に小ガーゼを挿入し，陥凹の骨壁の表面に沿ってその小ガーゼを押し当てながら粘膜を剝離すればきれいに摘出できる．

また，眼窩下神経より外側にある病変もEMMMアプローチのよい適応であるが，手術操作が難しい例もある．この場合，斜視鏡を駆使して前頭洞キュレットの他，前述のサクションキュレットを適宜曲げながら手術操作を行う技術が必要になる．また，必要に応じて鼻中隔矯正術を施行して，患側鼻腔内の内視鏡，器具のワーキングスペースを広げるのも選択肢の一つである．いず

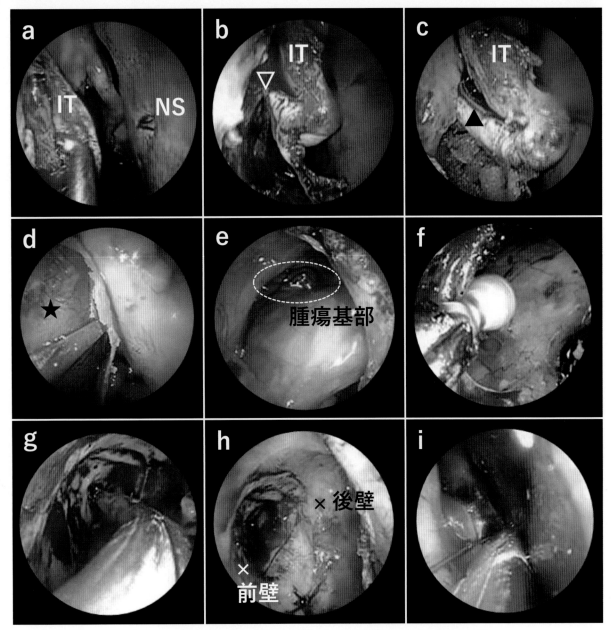

図 6. 鼻副鼻腔内反性乳頭腫の手術症例の手術所見（EMMM アプローチ）

下鼻甲介粘膜前端で粘膜切開を加えた後，骨膜下を剥離する（a）．鼻甲介稜（b），鼻涙管前方の骨を削開して下鼻甲介粘骨膜弁を鼻中隔側に偏位させる（c）．上顎洞内側壁を洞内側の粘膜（d，★）から剥離した後に切除する．次に，洞内の粘膜を切開すると洞内および洞内の腫瘍基部が確認できた（e）．内側壁を前方までしっかり削開することで前壁全体を視認でき，外側まで手術操作が可能となる（f）．腫瘍摘出後，基部のあった骨肥厚部位を電気メスで焼灼しながら，ダイヤモンドバードリルで削開した（g）．腫瘍除去後の洞内であるが，前壁を含め洞内が広く視認できていることがわかる（h）．鼻涙管含め下鼻甲介粘骨膜弁を元の位置に戻し，粘膜切開部を吸収糸で縫合した（i）

NS：鼻中隔　IT：下鼻甲介　▽：鼻甲介稜　▲：鼻涙管

れにせよ，通常の内視鏡下鼻副鼻腔手術の中で斜視鏡下に曲がった鉗子類を駆使できるよう日々のトレーニングをしておくことが重要である．

EMMM の応用
〜翼口蓋窩・側頭下窩アプローチ〜

近年の鼻内内視鏡手術は頭蓋内，眼窩，翼口蓋

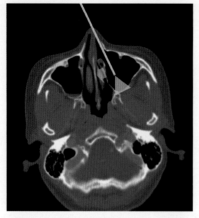

図 7. EMMM を応用した翼口蓋窩，
　側頭下窩へのアプローチにおけ
　る内視鏡の術野
EMMM を応用することで 0° 内視鏡
で上顎洞後壁を正面に視認できるた
め，ワーキングスペースや鉗子の選
択の幅が格段に上がる

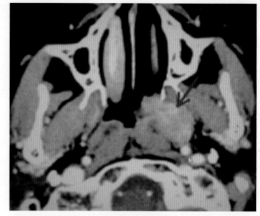

図 8. 症例 2
CT 画像では，上咽頭が主座で副咽頭間隙に
伸展した約 3 cm 大の腫瘍が認められる

窩，側頭下窩，副咽頭間隙などの鼻副鼻腔外へと
手術適応が拡がっている．今回述べた EMMM を
応用することで，鼻腔形態を温存した状態で経上
顎洞的に翼口蓋窩，側頭下窩，副咽頭間隙へアプ
ローチすることが可能になる．この EMMM で展
開される術野では，0° 内視鏡下でも上顎洞後壁を
開放できる十分なワーキングスペースが確保でき
る（図 7）．実際に適応となる疾患には若年性鼻咽
腔血管線維腫，三叉神経鞘腫などの良性腫瘍が代
表的だが，限局的な上咽頭側壁癌のような悪性腫
瘍や，頭蓋内原発の下垂体腺腫[11]，脊索腫の側方
伸展例などへのアプローチにも活用が可能である．

1．副咽頭間隙に伸展した粘表皮癌の手術症例

　ここで，上咽頭が主座で副咽頭間隙に伸展した
腫瘍に対して EMMM で翼口蓋窩・側頭下窩を開
放し，腫瘍摘出した手術症例の所見を示す．CT
画像では，副咽頭間隙に伸展した約 3 cm 大の腫
瘍を認め，翼状突起の後方に位置していた（図 8）．
通常の ESS のみではワーキングスペースの確保
は困難であり，前述の EMMM アプローチで上顎
洞後壁の視野をまず確保したのちに後壁の骨を除
去した．助手との 3 手以上の協働操作のもと，翼
状突起を削除したのち，コブレーターを用いて外
側翼突筋など付着する周囲組織や耳管軟骨を切断
し，腫瘍を安全域としての周囲組織とともに一塊

摘出した（図 9）．なお，このとき使用したコブ
レーターとは，ラジオ波で組織を離断する機器で
比較的低温で組織侵襲が小さく，局所の生食灌流
で術野が明瞭に保たれるので，翼突筋静脈叢の出
血を制御しやすく，翼口蓋窩，側頭下窩などの狭
い術野においてかなり有用である．

おわりに

　以上，上顎洞内側部分切除術の中でもっとも汎
用されている EMMM を中心に，具体的な手術操
作も含めて詳説した．EMMM は鼻涙管，下鼻甲
介を温存して鼻腔形態を保つことができ，上顎洞
内のすべての部位を内視鏡下の術野にできるの
で，非常に有用性の高い術式である．また，翼口
蓋窩，側頭下窩，副咽頭間隙やその後方の頭蓋底
への拡大手術の際にも，萎縮性鼻炎や empty nose
syndrome の発症を回避できるので，ぜひマス
ターしておくべき術式である．

参考文献

1) Kamel RH：Transnasal endoscopic medial
maxillectomy in inverted papilloma. Laryngo-
scope, **105**：847-853, 1995.
　Summary 内反性乳頭腫症例に対する上顎洞
　内側壁切除術の有用性について報告している．
2) 蔦　佳明，村田清高，南谷肇子：下鼻甲介粘膜
　下経由上顎洞篩骨洞手術 仮称鼻涙管下鼻甲介
　スウィング法．日耳鼻会報, **96**(11)：1902-1906,
　1993.

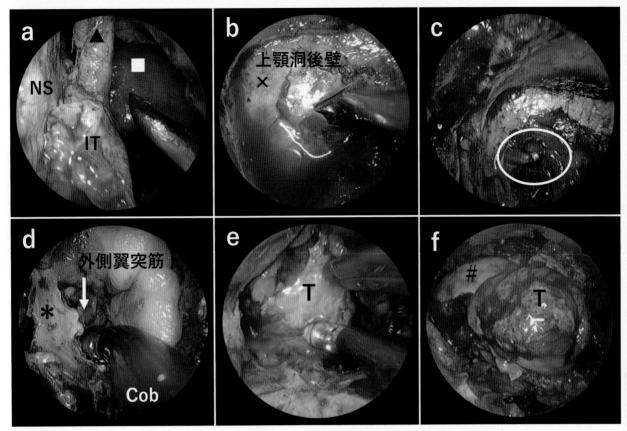

図 9. 症例 2 の手術所見

EMMM アプローチを実施. 鼻涙管を含む下鼻甲介粘骨膜弁を内側に偏位させ上顎洞内へ入り(a), 後壁を除去した後に(b), 顎動脈をクリッピング(c), コブレーターにて外側翼突筋を剥離し, 翼状突起をノミで外す(d). 腫瘍(e)後方の蝶形骨大翼, 後外側は内頸動脈の位置に注意しつつ耳管軟骨を切離し(f), 最終的に腫瘍に周囲組織をつけながら摘出した
NS：鼻中隔, IT：下鼻甲介, ▲：鼻涙管, □：上顎洞内, ＊：翼状突起, Cob：コブレーター, T：腫瘍, ＃：耳管軟骨

3) Suzuki M, Nakamura Y, Nakayama M, et al：Modified transnasal endoscopic medial maxillectomy with medial shift of preserved inferior turbinate and nasolacrimal duct. Laryngoscope, **121**：2399-2401, 2011.

4) Nakayama T, Asaka D, Okushi T, et al：Endoscopic medial maxillectomy with preservation of inferior turbinate and nasolacrimal duct. Am J Rhinol Allergy, **26**：405-408, 2012.

5) Sadeghi N, Al-Dhahri S, Manoukian JJ：Transnasal endoscopic medial maxillectomy for inverting papilloma. Laryngoscope, **113**：749-753, 2003.
Summary 内反性乳頭腫に対する保存的上顎洞内側壁切除術の有用性を報告している.

6) Wormald PJ, Ooi E, van Hasselt CA, et al：Endoscopic removal of sinonasal Inverted papilloma including endoscopic medial maxillectomy. Laryngoscope, **113**：867-873, 2003.

7) 鈴木慎也, 藤田祐一：上顎洞炎を合併した上顎洞迷入医原性異物の 3 例. 日耳鼻感染症エアロゾル会誌, **8**(3)：254-258, 2020.
Summary 上顎洞炎を合併した上顎洞迷入医原性異物例の対応の留意点や手術治療に関して報告している.

8) Matsuda Y, Sakaida H, Kobayashi M, et al：Successful application of endoscopic modified medial maxillectomy to orbital floor trapdoor fracture in a pediatric patient. Auris Nasus Larynx, **43**：575-578, 2016.

9) 小林正佳：マリアブル・サクションキュレットと "くぼこば" のサクションキュレット. JOHNS, **31**(1)：127-130, 2015.

10) 小林正佳：改良型サクションキュレットと改良型笹木-ヤンゼン-ミドルトン鉗子. MB ENT, **247**：67-73, 2020.

11) 中川隆之：頭蓋底手術の適応と限界 内視鏡手術の場合. JOHNS, **31**(7)：855-858, 2015.

ENTONI
Monthly Book
エントーニ

編集主幹

小林　俊光（仙塩利府病院耳科手術センター長）
曾根三千彦（名古屋大学教授）

通常号定価 2,750 円（本体 2,500 円＋税）

"はなづまり"を診る

No. 241（2020 年 2 月号）
編集企画／竹野　幸夫（広島大学教授）

はなづまりの病態生理に裏付けられた診断治療を解説

- 鼻腔生理とはなづまりの病態
- はなづまりの評価法と検査法
- はなづまりと嗅覚障害
- はなづまりと睡眠障害
- はなづまりと加齢・ホルモン・心因
- はなづまりとアレルギー性鼻炎・花粉症
- はなづまりと副鼻腔炎
- はなづまりの薬物療法
- はなづまりの保存療法
  ―局所処置とネブライザー療法―
- はなづまりの手術方法
  ―鼻中隔矯正術について―
- はなづまりの手術療法
  ―下鼻甲介手術について―

味覚・嗅覚の診療 update

No. 251（2020 年 11 月号）
編集企画／三輪高喜（金沢医科大学教授）

味覚・嗅覚それぞれの特性を十分に理解して対応することが重要

- 味覚障害の種々相
- 亜鉛と味覚障害
- 心因性味覚障害・舌痛症
- 薬物性味覚障害
- 味覚障害の種々相
- 慢性副鼻腔炎による嗅覚障害の病態と治療
- 感冒後嗅覚障害の病態と治療
- 嗅覚障害と認知症
- 嗅覚刺激療法
- 嗅覚・味覚障害の漢方療法
- 味覚・嗅覚障害と全身疾患

詳しく知りたい！舌下免疫療法

No. 250（2020 年 10 月号）
編集企画／藤枝　重治（福井大学教授）

基礎から臨床まで、自験例を含め紹介

- 舌下免疫療法 ―どうして舌下なのか？―
- 舌下免疫療法の臨床効果が得られる症例とは。どんな症例に行うのか
- 我が国で実施されている舌下免疫療法の効果と安全性に関するエビデンス
- スギ舌下免疫療法と注意点
- スギ花粉症の効果
- ダニ舌下免疫療法の安全な導入と注意点
- ダニの舌下免疫療法の効果
- 口腔アレルギー症候群に対する舌下免疫療法
- 気管支喘息に対する舌下免疫療法の効果
- 小児に対する舌下免疫療法の実際
- 舌下免疫療法の作用機序
- 舌下免疫療法とバイオマーカー
- COVID-19 パンデミックと舌下免疫療法

せき・たん
―鑑別診断のポイントと治療戦略―

No. 232（2019 年 5 月号）
編集企画／平野　滋（京都府立医科大学教授）

各領域のエキスパートにより鑑別診断・治療戦略を伝授

- 咳反射・喉頭防御反射
- 慢性咳嗽
- 副鼻腔気管支症候群
- 咽喉頭逆流症
- 喉頭アレルギー
- 小児のせき・たん
- 高齢者のせき・たん
- 免疫疾患・免疫低下と関連するせき・たん
- 薬剤性間質性肺炎
- 肺炎とせき・たん
- 誤嚥とせき・たん

全日本病院出版会
www.zenniti.com

〒113-0033　東京都文京区本郷 3-16-4　Tel：03-5689-5989
Fax：03-5689-8030

MB ENT, 273：49-56, 2022

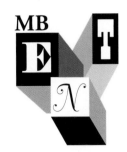

◆特集・Step up！鼻の内視鏡手術—コツと pitfall—

内視鏡下拡大前頭洞手術

野村和弘*

Abstract Draf type Ⅲ（Draf Ⅲ, endoscopic modified Lothrop procedure；EMLP）手術は内視鏡下に frontal beak（上顎骨前頭突起，前頭骨鼻突起，鼻骨により構成される）と前頭洞中隔をドリルで削開し両側前頭洞を単洞化する手術である．Draf Ⅲ手術を行うことで，通常の鼻内内視鏡手術と比べて著明に前頭洞内へのアクセスを改善できる．また，前頭洞の排泄ルートを拡大することで術後再狭窄の可能性を減らすことができる．前頭洞へのアクセスは Draf Ⅲに劣るものの，より低侵襲で，手術難易度が低い Draf type Ⅱ（Draf Ⅱ）手術は片側のみ frontal beak を削開する．Draf 手術後に粘膜フラップで露出骨を覆うことで術後の前頭洞開口部狭窄を予防できる．Draf 手術の際には頭蓋底，眼窩，皮膚を損傷しないように注意する．本稿では，Draf Ⅱ，Ⅲ手術の概要，コツと pitfall について解説する．

Key words 前頭洞（frontal sinus），前頭窩（frontal recess），拡大前頭洞手術（extended frontal sinus surgery），Draf，Lothrop

はじめに

内視鏡下拡大前頭洞手術（Draf 手術）を行うことによって，通常の内視鏡下副鼻腔手術（endoscopic sinus surgery；ESS）よりも広く前頭洞を鼻腔側に開窓できる．Draf 手術の操作はすべて内視鏡下で行い，外切開は不要である．通常の ESS では前頭窩（frontal recess）の前篩骨蜂巣，前頭洞の排泄ルート（drainage pathway）を構成する骨壁をすべて除去することで，前頭洞の排泄ルートを広く確保する．しかし，前頭窩の解剖には個人差があり，通常の ESS では十分な排泄ルートを確保できない場合がある．そのような症例に対して Draf 手術は有効である．前頭洞を広く開放することで，前頭洞内を操作することが可能となるので，前頭洞内に基部がある腫瘍に対しても有用である．

Draf 手術とは

Wolfgang Draf が 1991 年に報告した手術術式で frontal beak（上顎骨前頭突起，前頭骨鼻突起，鼻骨により構成される，図 1D-矢印）を削開し，左右の前頭洞を単洞化することで前頭洞の排泄ルートを開大する[1]．Draf の手術は外切開を行わない．一方，外切開を用いて前頭洞単洞化と frontal beak を削るという手術コンセプトは早くも 1914 年に Howard A Lothrop により報告されていたため[2]，内視鏡下に改良された Lothrop 手術（endoscopic modified Lothrop procedure；EMLP）とも称される．

Draf 手術は前頭洞の開放が小さいものから順に type Ⅰ〜Ⅲに分類されている．type Ⅰは micro-endoscopic frontal sinus drainage すなわち前頭洞を不完全に開放し，蜂巣隔壁が残存する手術（isthmus surgery）のことで，Draf の報告が 1991 年と内視鏡手術の黎明期であったため，このよう

* Nomura Kazuhiro，〒980-0803 宮城県仙台市青葉区国分町 2-3-11　東北公済病院耳鼻いんこう科，副部長

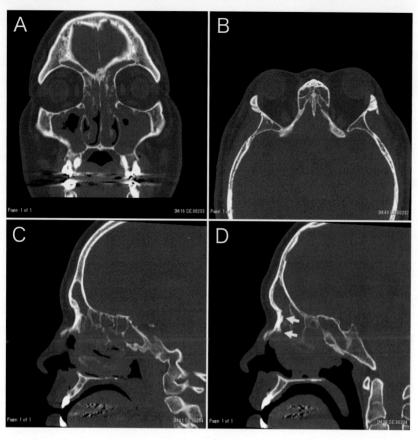

図 1.
50 代，男性
Isthmus surgery 後の鼻ポリープ再発．副鼻腔は不完全に開放され，残存隔壁の骨が肥厚している
　A：冠状断．中甲介蜂巣が残存し，前篩骨洞の残存隔壁が骨肥厚している
　B：軸位断
　C：右前頭洞の矢状断
　D：左前頭洞の矢状断
矢印：frontal beak

に定義されている．現代では前頭洞に対して Draf Ⅰ，isthmus surgery を行っている耳鼻咽喉科医はいないものと信じたいが，後に提示する症例（図 1, 2）のように isthmus surgery は残念ながら依然行われている．手術から数年後に肥厚した残存骨壁は通常の ESS では切除できず，Draf Ⅲの適応となる場合がある．type Ⅱは extended drainage で，通常の ESS に加えて，frontal beak の骨削開を行う．左右前頭洞の単洞化は行わない．中鼻甲介付着部から垂直頭側方向への骨を温存するのが type Ⅱa で，中鼻甲介付着部の骨も含めて正中までの鼻堤の骨をすべて削開するのが type Ⅱb である．type Ⅲは median drainage で左右前頭洞の中隔と frontal beak の骨を削開する．Draf type Ⅲと EMLP は同義である．

Draf 手術の適応

通常の ESS では十分に前頭洞を開放できない場合に Draf 手術を用いる．前頭洞自然口ルートを触らずに前頭洞に到達したい場合にも Draf 手術は有効である．再手術例などで，前頭窩の骨が著明に肥厚しており，通常の ESS では術後の再狭窄・再閉鎖が予測される場合や，前頭洞のう胞，前頭洞粘膜に浸潤する腫瘍などが適応である．Draf Ⅱか Draf Ⅲかの選択は正中に病変があるか否か，外側の操作が必要か否かで予想できるが，実際に手術を行って，Draf Ⅱから Ⅲに切り替えることもできる．

CT 読影

3 方向，2 mm 以下のスライス画像があることが望ましい．前頭洞開口部削開後の前後径は最低でも 4 mm 必要である．骨削開に使用するダイヤモンドバーは 70° 4 mm（#1884070RTD，30K RT ダイヤモンドバー 4.0MM 70°，Medtronic）のものを使用するので，4 mm 以下ではダイヤモンドバー自体が通らない．

削開前の前頭洞開口部前後径が大きいほど手術操作は容易である．frontal beak が厚いと削る骨が多くなるので，手術に時間がかかる．

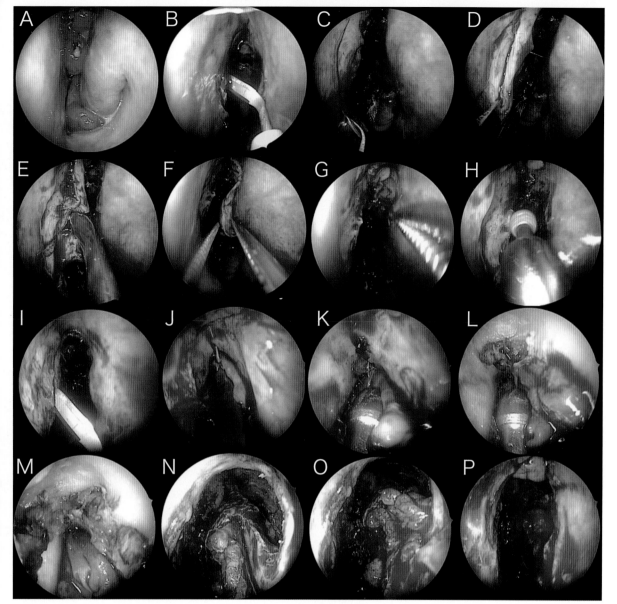

図 2. 図 1 症例の術中内視鏡所見

通常の ESS で前頭洞以外を開放し，最後に outside-in Draf Ⅲ を施行

A：左鼻腔．鼻内にはポリープが充満している

B：右鼻腔．SLAP（superior lateral anterior pedicle）flap，後方の切開．中鼻甲介付着部から垂直に鼻腔外側壁を眼科用クレセントナイフで切開する

C：SLAP flap，前方の切開

D：SLAP flap の先端を剪刀で水平に切断

E：SLAP flap を外側壁骨から骨膜下で剝離する

F：SLAP flap は鼻腔の最上方まで切開・剝離すると可動性が最大となる

G：SLAP flap を前上方に寄せておくと，手術中の視野を妨げない

H：70° ダイヤモンドバーで露出した鼻腔外側壁骨（上顎骨前頭突起）を削開すると，正中への操作性がよくなる

Ⅰ：左鼻腔．SLAP flap 後方切開線を鼻腔背側から鼻中隔へ延長する

J：切開線から後方へ粘膜を骨膜下に剝離．索状物が現れる

K：索状物を電気メスで焼灼し切断．焼灼した索状物の数 mm 後方に骨膜が収束するような太い索状物が確認できる．これが嗅神経第 1 枝である

L：露出した骨を左右および鼻背の 3 方向へ 70° ダイヤモンドバーで削開すると前頭洞粘膜を透見できる

M：露出した鼻中隔を 70° ダイヤモンドバーで削開する

N：骨削開完了後．嗅神経第 1 枝が後方削開の目安

O：後方の剝離した粘膜を戻して篩骨正中板を覆う

P：SLAP flap で前側の露出骨を覆う

軸位断での前頭洞の形と手術終了時点の内視鏡視野下の前頭洞の形は同じになる．前頭洞の眼窩中央部より外側へは鉗子類が届かないため[3]，同部に腫瘍基部がある場合には追加のアプローチが必要となる．眼窩上内側壁骨を切除し，眼窩骨膜を圧迫しつつ前頭洞の外側にアプローチするorbital transposition approach は内視鏡手術では最大の視野が得られ，有効であるが，眼窩骨膜を広く露出し圧迫するため，眼窩損傷，眼窩内への腫瘍播種の可能性があり得るため，熟練者のみが行うことを推奨する[4]．

手　術（superior lateral anterior pedicle flap；SLAP flap）

もともと，Draf Ⅲ手術の際には粘膜フラップは用いられなかったが，骨面が露出した状態で手術を終了するため，広く開けた開口部でも術後に狭窄してしまうことがあった．そこで，術後の開口部狭窄を防止するためにいくつかのフラップが考案されている．鼻腔外側壁の前上方を基部とする SLAP flap はその中でも特に簡便・論理的・有効である．Draf Ⅲだけでなく，Ⅱa，Ⅱb に対しても活用でき，術後狭窄防止に効果的である[5][6]．

鼻堤部から鼻腔外側壁を覆う粘膜をフラップとして用いる．フラップを使わない場合には除去する粘膜を使用するので，追加の侵襲がない．通常の ESS では操作を加えない部分であるので，再手術症例でもフラップを作成できる．フラップは Draf の手術を開始する時点で作成するので，ESS で前頭洞へのアプローチを行ってから Draf 手術に切り替える場合でも問題なく作成できる．

1％Eキシロカインを鼻堤から鼻腔外側壁の粘膜下および骨膜下に注射する．10分程度待ってから粘膜切開を行うと出血を最小限にできる．

Draf Ⅲの手順（図1，2）

1．SLAP flap を作成する．鼻腔の外側壁と鼻中隔が交わる頂点から，垂直方向の切開線を2本下ろす．後方の切開線は中鼻甲介付着部まで，前方の切開線は後方の切開線から5〜10 mm 前方で切開する．フラップの後方の切開線は鈎状突起の切除断端につながる．長さは症例によって調節できる．中甲介の下縁から下鼻甲介下縁まで症例によって使い分ける．SLAP flap を骨膜下で鼻腔外側壁の骨から剥離挙上する．基部まで剥離・挙上すると可動性がよくなり，鼻腔の前上方に避けておくことで，手術操作の邪魔にならなくなる．

2．露出した鼻腔外側壁骨（上顎骨前頭突起：frontal process of maxilla）を70°4 mm ダイヤモンドバーで削開する．鼻涙管全体を露出させると視野がよく，同部は骨がなくなるので術後再狭窄の予防になる[5]．鼻涙管を損傷しないためには，ときどき内眼角を圧迫して，鼻涙管の位置を動きで確認する．鼻涙管は内眼角圧迫で鼻内方向に圧迫される．

3．ある程度外側を削開したら，正中の操作を行う．SLAP flap の後方の切開線を鼻中隔側に延長する．鼻腔最上方で鼻腔外側壁と鼻中隔の粘膜を一体にして後方へ骨膜下で剥離をすすめると索状物が1本視野に現れる．これは嗅神経ではないので焼灼切断する．焼灼切断した索状物のすぐ後方に，挙上しつつある骨膜と連続する太い索状物が現れる．これが嗅神経の第1枝である．嗅神経第1枝より後方（内視鏡画面では下方）は頭蓋底である．嗅神経第1枝を後方の限界の目安とする．このとき後方に剥離した粘膜は手術終了時に鼻中隔と前頭洞開口部の後縁を覆うために温存しておく．

4．露出した骨（篩骨正中板，鼻骨，上顎骨前頭突起）を70°4 mm ダイヤモンドバーで削開する．内視鏡視野の下方は患者の後方であり，頭蓋底側なので，内視鏡視野の前方寄りで削開をすすめるのが安全である．前方は皮下組織が一部露出するまで削開を行い，皮下組織が確認できたら，その位置を限界の目安に骨削開をすすめる．皮下組織の露出は最小限に留める．篩骨正中板（鼻中隔）の切除はダイヤモンドバーを用いることで，切除範囲を微調整でき，強い力が鼻中隔に加わらないので，鞍鼻が生じる可能性を最小限にすることがで

きる.

5. 正中での骨削開をすすめると前頭洞内に到達する. 前頭洞への交通を広げるように開口部を広げる. 前方の限界は皮下組織, 外側は皮下組織または眼窩, 後方は頭蓋底である. 前方, 外側は一部皮下組織が露出したら, そのラインを想定して周囲の骨を限界ぎりぎりまで削開するが, 皮下組織の露出は最小限にする. 後方は嗅神経第1枝を目安に骨削開をすすめる. しかし, 嗅神経第1枝だけを目安に削開すると, 前頭洞後壁が突出している場合などに, 誤って頭蓋内に入ってしまう可能性があるため[7], 前頭洞全体の形を想定しながら操作をすすめなくてはならない. 後方は左右前頭洞後壁のラインを確認しつつ前頭洞中隔の骨を削開する. 前方, 外側, 後方全方向に最大限に骨を削開すると, 最終的には開口部が馬蹄形になる.

6. フラップを戻す. 術後再狭窄が起こらないよう, 骨面はなるべく粘膜弁で覆う. 前壁はSLAP flap で覆う. 後方は残しておいた後方粘膜で鼻中隔骨(篩骨正中板)と後壁の骨露出部を覆う.

7. 追記, コツ:① 骨削開の際, 出血, ダイヤモンドバーからの洗浄水, 骨粉により内視鏡が短時間で曇ってしまうことがある. エンドスクラブシース(Medtronic)を用いることで内視鏡を鼻外に出さずに内視鏡先端の汚れを洗い流すことができる. 筆者は, エンドスクラブシースを用いる代わりに内視鏡先端をダイヤモンドバーに近づけてダイヤモンドバーから放出される洗浄水で内視鏡先端の汚れを洗い流している. ② ダイヤモンドバーからの洗浄水はバー全体の冷却に必須なので, 常に水が出ていることを確認する. 短時間でも水が止まるとバーが高熱になり鼻入口部皮膚が熱傷になる. 鼻内が洗浄水ですぐにいっぱいになってしまうときには, 鼻腔後方に吸引管を留置しながら骨削開を行う. ③ 左右鼻腔が交通した後は, 内視鏡を右鼻腔, ダイヤモンドバーを左鼻腔から入れるとワーキングスペースを広くとれる. ④ 削開部の後方(モニターの下方)は頭蓋底で, 前方(モニターの上方)は皮膚である. したがって,

常に前方(モニターの上方)寄りで骨削開を行う.

Inside-out と outside-in アプローチ

Draf Ⅲを行う際, 前頭洞の中(inside)から外(out)の方向で骨削開を行うのがinside-out アプローチで, 前頭洞の外(outside)から中(in)の方向で手術をすすめるのがoutside-inである[8]. Draf Ⅲは2000年前後から普及し, inside-out アプローチで行われた[9]. Inside-out アプローチでは前頭洞の排泄ルートを同定して, 前頭洞に到達してからfrontal beak の骨を削っていく. 前頭洞内にドリルを入れて, 前頭洞後壁すなわち頭蓋底を確認し, 距離を空けて frontal beak の骨削開を行えるので, 安心・安全である. 一方, Draf Ⅲの普及から10年以上ののちに考案された outside-in アプローチでは前頭洞と排泄ルートを確認せずに手術を行う[8]. 前頭洞へは両側前頭洞の正中から到達するため, 前頭洞に到達するまでは削っている骨の後ろが前頭洞ではなく頭蓋底ではないかという疑念が完全には拭えない. 利点は, 前頭洞へ最短経路で到達できるため, 手術時間が短い. また, 前頭洞排泄ルートに腫瘍が存在する場合には腫瘍に切り込むことなく前頭洞に到達できる.

1. Inside-out アプローチが有用な場合

通常の ESS を行ってみて Draf Ⅲの追加が必要と判明した場合, Draf Ⅱbから Ⅲに変更する場合, などのように手術中に術式を変更・検討したい場合. 術者の経験が豊富でない時.

2. Outside-in アプローチが有用な場合

前頭洞排泄ルートを占める腫瘍, 前頭洞排泄ルート経由で前頭洞に到達するのが困難な症例, Draf Ⅲを行うことが確定している時, 手術時間を短縮したい時.

Draf Ⅱb の手順(図3, 4)

片側の手術で, 正中の骨は削開しないため, inside-out アプローチと同様である.

1. SLAP flap を挙上し, 鼻腔外側壁骨を削開する(前述 Draf Ⅲの手順の1, 2と同様).

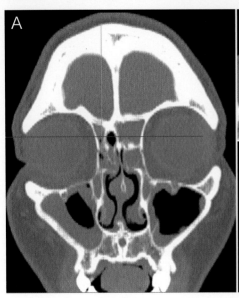
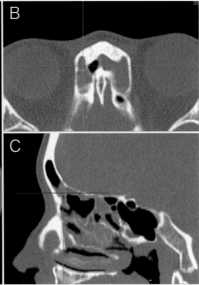

図 3.
30 代, 女性
喘息合併. 右前頭洞の開放が困難なことが予想された. 3 方向 CT での前頭洞排泄ルートの位置を十字ラインで表示. ラインは他 2 方向の切断面と一致している
　A：冠状断
　B：軸位断
　C：矢状断

2．Axillary flap を作成する[10]. 通常の axillary flap は鼻堤部の粘膜を使用する. しかし, 同部位はすでに SLAP flap で使用されているため, 鼻堤の後内側の粘膜を利用する. 鼻堤部の骨を削開するときに, 同部よりさらに後方部分の粘膜を温存することで, フラップを作成する.

3．前方限界は皮下組織, 外側は皮下組織または眼窩, 後方は頭蓋底である. 前方, 外側は一部皮下組織が露出したら, そのラインを想定して周囲の骨を限界ぎりぎりまで削開するが, 皮下組織の露出は最小限にする.

4．SLAP flap で前壁を, axillary flap で内側壁を覆う.

Draf IIa の手順

Draf IIb では鼻中隔付着部の骨を削開するが, Draf IIa では同部を温存する. Draf IIb に比べて削開骨が少なく, 手技も容易で, 時間もかからないが, 前頭洞へのアクセスは Draf IIb に劣る.

1．SLAP flap を挙上し, 鼻腔外側壁骨を削開する（前述 Draf III の手順の 1, 2 と同様）.

2．前方限界は皮下組織, 外側は皮下組織または眼窩, 後方は頭蓋底である. 前方, 外側は一部皮下組織が露出したら, そのラインを想定して周囲の骨を限界ぎりぎりまで削開するが, 皮下組織の露出は最小限にする.

3．SLAP flap で前壁を覆う.

術後管理

通常の ESS の術後同様, 鼻洗浄, フィブリン, 痂皮, 血液, 鼻汁などの除去を行う. 鼻背付近は癒着しやすいので, 術後早期に同部のフィブリンを除去することは大切である. 鼻根部皮下に血腫ができることがあるが, 自然に消退する.

まとめ

Draf 手術は内視鏡下に前頭洞を広く鼻腔側に開窓することで, 顔面皮膚を切開することなく, 前頭洞内へアクセスでき, 術後の前頭洞の排泄ルート狭窄を予防できる有用な術式である[11]. 頭蓋底, 眼窩, 鼻根部皮膚を損傷しないように心がけて手術を行う. Draf IIa がもっとも容易であるので, IIa, IIb, III と順番に手術のレパートリーを広げていくことを推奨する.

引用文献

1) Draf W：Endonasal micro-endoscopic frontal sinus surgery：the Fulda concept. Oper Tech Otolayngol Head Neck Surg, **2**：234-240, 1991.
　Summary Draf 手術のコンセプトを提示した初めての論文. type I～III までのシェーマが掲載されている.

2) Lothrop HA：XIV. Frontal Sinus Suppuration：The Establishment of Permanent Nasal Drainage；the Closure of External Fistulae；Epider-

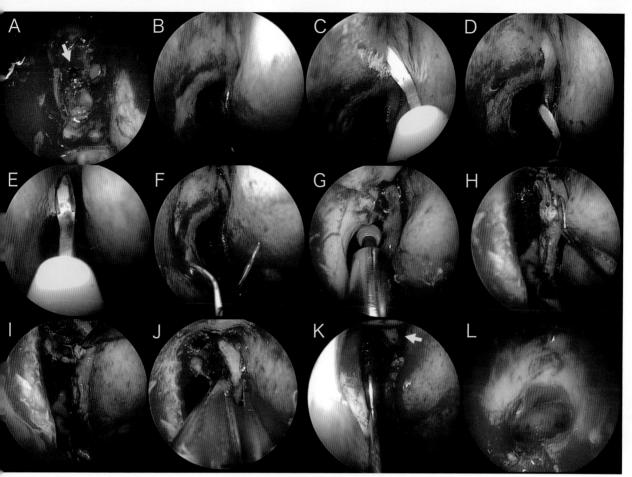

図 4. 図3症例の術中内視鏡所見

通常の ESS での前頭洞開放では術後に再閉鎖すると思われたため，inside-out で Draf Ⅱb を行った

A：70°内視鏡．通常の ESS で開放した前頭洞の開口部（矢印）は pinhole であった
B：0°内視鏡下の鼻堤部
C，D：SLAP flap の後方切開線．眼科用クレセントナイフで中鼻甲介付着部から垂直上方向に粘膜を切開する
E，F：SLAP flap の前方切開線．後方の切開線から5〜10 mm 前方で，後方切開線と平行に鼻腔外側壁粘膜を切開する
G：露出した鼻腔外側壁骨（上顎骨前頭突起）を 70°ダイヤモンドバーで削開する
H：鼻堤の骨をダイヤモンドバーで削開し，薄くなった中鼻甲介付着部より上方の骨と骨膜の間を剝離する
I：薄くなった骨を骨膜からはがす
J：残った粘膜をもともとの中鼻甲介付着部の高さから剪刀で切開し，内側を覆う axillary flap とする
K：Axillary flap（矢印）で内側の露出骨を覆ったところ
L：70°内視鏡．Draf Ⅱb 完了時の前頭洞．A と比べると開口部の大きさがかなり広がっている

mization of Sinus. Ann Surg, **59**：937-957, 1914.
Summary Lothrop procedure のコンセプトを詳細に記載．手書きの図，人体標本，単純 X 線写真を用いて丁寧に解説されている．

3）Nomura K, Honkura Y, Okumura Y, et al：Frontal sinusitis with mixed bacterial colonies treated with the combination of endoscopic modified lothrop procedure and external approach. Case Rep Otolaryngol, **2013**：541843, 2013.

4）Pietrobon G, Karligkiotis A, Turri-Zanoni M, et al：Surgical management of inverted papilloma involving the frontal sinus：a practical algorithm for treatment planning. Acta Otorhinolaryngol Ital, **39**：28-39, 2019.

5）Omura K, Nomura K, Aoki S, et al：Lacrimal sac exposure and a superior lateral anterior pedicle flap to improve outcomes of Draf type Ⅱ and Ⅲ procedures. Int Forum Allergy Rhinol, **8**：955-958, 2018.

Summary SLAP flap の作成方法と涙嚢を露出することの大切さを解説．SLAP flap 作成の手術動画あり．動画は雑誌の website からアクセスフリー．

6) Omura K, Nomura K, Aoki S, et al：Effect of a Superior Lateral Anterior Pedicle Flap for Draf Procedures. J Craniofac Surg, **30**：e350-e352, 2019.

7) Takeda T, Omura K, Torng H, et al：Frontal Sinus "Hump"：An Anatomical Risk Factor for Anterior Skull Base Injury in the Endoscopic Modified Lothrop Approach（Outside-In Frontal Drill-Out）. Case Rep Otolaryngol, **2021**：3402496, 2021.

8) Chin D, Snidvongs K, Kalish L, et al：The outside-in approach to the modified endoscopic Lothrop procedure. Laryngoscope, **122**：1661-1669, 2012.

9) Wormald PJ：Salvage frontal sinus surgery：the endoscopic modified Lothrop procedure. Laryngoscope, **113**：276-283, 2003.

10) Wormald PJ：The axillary flap approach to the frontal recess. Laryngoscope, **112**：494-499, 2002.

11) 浅香大也, 鴻　信義：前頭洞手術．森山　寛, 春名眞一, 鴻　信義（編）：125-136, 内視鏡下鼻内副鼻腔手術　副鼻腔疾患から頭蓋底疾患まで．医学書院, 2015.

MB ENT, 273：57-64, 2022

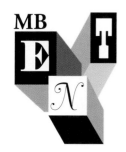

◆特集・Step up！鼻の内視鏡手術─コツと pitfall─

内視鏡下涙嚢鼻腔吻合術(endoscopic dacryocystorhinostomy；E-DCR)の方法

竹林宏記*

Abstract 慢性涙嚢炎の多くは手術により速やかに改善する．しかしながら，専門施設に至るまで時間がかかり，放置されている場合が多い．涙嚢鼻腔吻合術(dacryocystorhinostomy；DCR)の手術適応は，涙管チューブ挿入術で改善しない鼻涙管閉塞による慢性涙嚢炎である．DCR は耳鼻咽喉科，眼科，形成外科の 3 つの科により施行されており，耳鼻咽喉科医が DCR を行う場合，涙道周囲の解剖や，鼻・副鼻腔の疾患に注意する必要がある．術後性上顎嚢胞によるものや，鼻涙管開口部腫瘍，涙嚢内悪性腫瘍などが含まれるためである．また，慢性涙嚢炎の症例は耳鼻咽喉科を最初に受診することは極めて珍しく，多くは眼科の受診となる．耳鼻咽喉科単独で治療にあたるのではなく，眼科と共同で行うことが大切である．

　今回は，筆者が行っている E-DCR の手技を，術後成績を向上させるためのコツを含め述べる．

Key words 内視鏡下涙嚢鼻腔吻合術(endoscopic dacryocystorhinostomy；E-DCR)，慢性涙嚢炎(chronic dacryocystitis)，鼻涙管閉塞(nasolacrimal duct obstruction；NLDO)，総涙小管閉塞(common canalicular obstruction；CCO)，鼻堤部粘膜除去，涙嚢壁除去，涙骨除去

はじめに

　涙嚢鼻腔吻合術には，鼻外法と鼻内法が存在する．鼻内法が歴史的には古いが，鼻外法が成績もよく，多く行われてきた．最近では鼻腔内視鏡や手術支援機器の発達，手術手技の工夫により内視鏡を用いた鼻内法(E-DCR)の手術成績が向上し，鼻外法より副損傷も少ないために E-DCR が慢性涙嚢炎の一般的な手術法となっている[1]．DCR は耳鼻咽喉科，眼科，形成外科の 3 つの科により施行されている．術式は主に眼科と形成外科は鼻外法，耳鼻咽喉科は鼻内法を選択することが多い．耳鼻咽喉科医が E-DCR を行う場合，涙道周囲の解剖や，鼻・副鼻腔の疾患に注意する必要がある．今回は，筆者が行っている E-DCR の手技を，術後成績を向上させるためのコツを含め述べる．

涙嚢周囲の構造と仕組み

1．涙の流れ

　涙は眼球の外側にある涙腺から分泌される．

　その後，眼球角結膜を湿潤させ，眼瞼内側の上下の涙点から吸収され(瞬目により涙点が重なり合うことにより)，上下の涙小管，総涙小管を経て内総涙点で涙嚢に接合し最終的に鼻涙管に流れ，鼻涙管から下鼻道に至る間にその 99.9％は内腔粘膜に吸収される．

2．涙嚢周囲の構造

　涙嚢は上顎骨前頭突起の上顎骨前涙嚢稜と涙骨後涙嚢稜に囲まれた涙嚢溝に存在する．

　上方は前頭骨，前方は上顎骨前頭突起，後方は涙骨を経て篩骨の篩骨眼窩内側板に接する場所である(図 1)．鼻内からみると，下方(鼻涙管移行部)が一番鼻内から距離が近く，上方(内総涙点)

＊ Takebayashi Hironori，〒552-0003 大阪府大阪市港区磯路 1-7-1　大阪みなと中央病院耳鼻咽喉科，部長／涙道サージセンター長

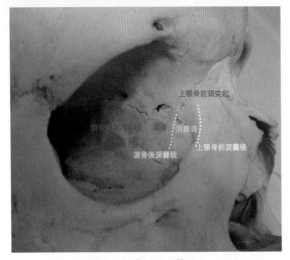

図 1. 涙嚢周囲の構造 1

は上顎骨前頭突起に囲まれ，鼻内から距離が遠くなっている．そして，上方（内総涙点）の背側には鼻堤蜂巣が存在する（図 2）．

E-DCR を行う前に

1. 手術適応

E-DCR の一般的な手術適応は，涙管チューブ挿入術（direct silicone intubation；DSI）で改善しない鼻涙管閉塞（nasolacrimal duct obstruction；NLDO）による慢性涙嚢炎である．しかし，急性涙嚢炎や慢性涙嚢炎によって内総涙点から総涙小管にかけて炎症が及んだ総涙小管閉塞（common canalicular obstruction；CCO）の一部も適応となる．つまり，NLDO と CCO の一部である．CCOで閉塞部位が内総涙点から近傍である場合は，E-DCR 後鼻内から内総涙点に操作を加えることで閉塞を解除できる．しかし，閉塞部位が内総涙点から遠傍である場合は涙小管形成手術の追加手術が必要となる．

最近話題となっている抗癌剤による涙道閉塞は涙点・涙小管から始まるので E-DCR の適応外である（結膜涙嚢鼻腔吻合術の適応）．

2. 術前検査
1）眼科的検査

慢性涙嚢炎の患者が耳鼻咽喉科に直接来院することは稀で，多くは眼科で診断され紹介される．そのため，検査は眼科で行われることが多い．代表的なものを簡単に紹介する．

(1) 前眼部干渉断層計（optical coherence tomography；OCT）検査

下眼瞼に貯留する涙液の高さを断層的に撮影し，涙液メニスカス高（tear meniscus hight；TMH）を測定する検査である（図 3）．術後評価にも用いられ，E-DCR 後には TMH は術後すぐより劇的に低下する．

(2) 通水検査

上下の涙点からそれぞれ生理食塩水を注入し，水の通過の有無，逆流する分泌物の有無とその性状で閉塞部を推定する検査である（図 4）．

(3) 涙道内視鏡検査

2000 年以降導入された検査[2)3)]で，これが一番重要な検査である．涙点から挿入する外径 0.9 mmの内視鏡で，涙点以下の涙道内腔の状態を観察

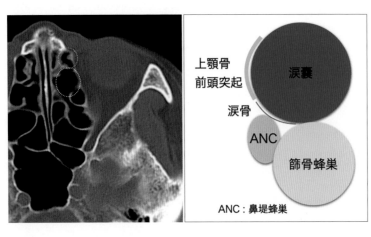

図 2.
涙嚢周囲の構造 2

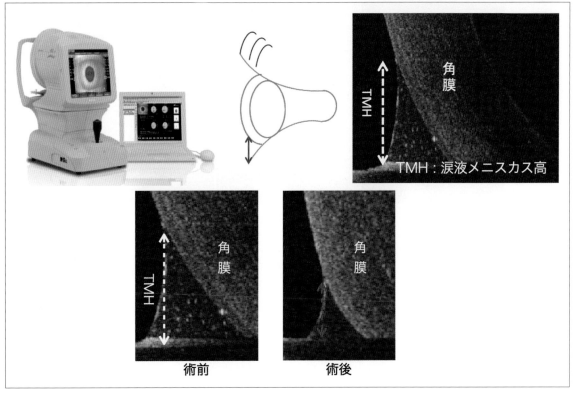

図 3. 前眼部干渉断層計検査

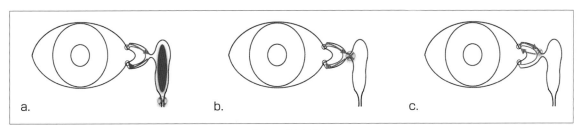

図 4. 通水検査
a：涙点から通水し対側涙点から膿を伴う逆流あり⇨鼻涙管閉塞
b：涙点から通水し対側涙点から膿を伴わない逆流あり⇨総涙小管閉塞
c：涙点から通水し同側涙点から膿を伴わない逆流あり⇨涙小管閉塞

し，閉塞部を同定する検査である．また，同時に異常な粘膜状態や結石，腫瘍の存在を確認できる．

2）耳鼻咽喉科的検査

(1) 鼻腔内視鏡検査

(2) 副鼻腔画像検査（CT/MRI）

鼻涙管開口部の術後性上顎嚢胞の圧迫により鼻涙管が二次性に閉塞し慢性涙嚢炎をきたす症例もある．また，慢性涙嚢炎と紹介される症例の中には悪性疾患が紛れ込んでいる．我々の施設では0.8％（13/1,602）に悪性を認めた．鼻涙管開口部腫瘍は0.5％（9/1,602）で，涙嚢内腫瘍は0.3％（4/1,602）であった．涙嚢内腫瘍はE-DCRを施行し涙嚢を開放したうえでの診断となるため術前での診断は困難なことが多いが，鼻涙管開口部腫瘍は手術を回避すべきである．術前のCT撮影にて，下鼻道など涙器の周囲を慎重に観察し，必要であれば造影CTやMRIの施行を考える．

手術の実際

我々の行っているE-DCRの手技を，順を追って説明する．このような手術法に進化させた理由は後述する．従来の術式に比べて，より簡便に，

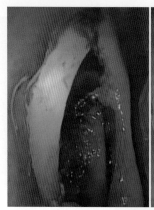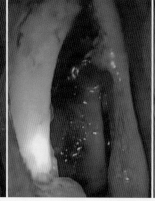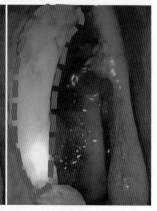

図 5. 鼻堤部粘膜の処理　　　　　　　　　　a｜b｜c
a：内総涙点の高さを確認
b：鼻涙管移行部の高さを確認
c：余分な粘膜の処理は行わない

より安全に，より術後の成績を向上させることを目的としている．全例全身麻酔下で眼科医と共同で施行する．準備する特別な機材としては，粘膜や鈎状突起の処理は Medtronic 社の 4.0 mm の 12°のカーブブレードを，骨の処理は Medtronic 社 4.0 mm の 15°のコーアナルアトレジアバーを使用する．また，すべての操作を直視鏡下（0°）で行う．

1．鈎状突起の除去

鈎状突起は上顎骨前頭突起，涙骨に付着するため，まず鈎状突起を完全に除去する．涙嚢の背側には鼻堤蜂巣が存在するため，鈎状突起を除去する際，鼻堤蜂巣を開放し，涙骨から連続する眼窩内側壁の位置を確認する．

2．涙嚢の位置確認・鼻堤部粘膜の処理

1）涙嚢の位置確認

涙点からライトガイドを挿入し，涙嚢内で内総涙点から鼻涙管移行部まで移動させ，鼻内から大まかな涙嚢の大きさを把握する．

2）鼻堤部粘膜の処理

涙嚢の位置を確認後，鼻堤部粘膜を液性剝離しマイクロデブリッダーで除去，上顎骨前頭突起の骨面を露出させる．この時のポイントは，「余分な骨面を出さない」ことである．術者が涙嚢の位置に慣れるまでは頻繁にライトガイドで涙嚢の位置，大きさを確認しながら進行させる（図5）．

3．涙骨の処理

涙嚢は上顎骨涙嚢溝に存在し，涙嚢の側面を覆う骨は涙骨である．E-DCR の手技において涙骨は議論されていない．それはバーで骨窓作成時に無意識に削っているためではないかと考える．涙骨の残存があれば，涙嚢解放時の涙嚢壁の可動性に問題が生じ，術後の再閉塞の原因の一つになるため，涙嚢表面を覆う涙骨を鼻涙管移行部で確認し，残存がないように除去する（図6）．

4．骨窓の作成・上顎骨前頭突起の削開

上顎骨前頭突起の骨面を露出させたあと，骨窓を作成する．涙嚢の鼻内側は，前面は上顎骨前頭突起，側面は涙骨に覆われている．まず，鼻涙管移行部で涙骨上顎骨縫合を確認する．その部分の上顎骨が一番薄く，容易に涙嚢を同定しやすいためである．そこから骨削開を開始する．まず涙嚢を下部で大きく確実に露出させ，徐々に上方へ操作を行う．その際もライトガイドで涙嚢の位置，大きさを確認する．上方では嗅裂や前篩骨動脈，眼窩内側などの危険部位が多いため慎重に行う．前方（腹側）から後方（背側）に向かって押すような使用をしてはいけない．鼻堤蜂巣にバーの先を挿入し，手前に水平に引くようにして内総涙点の高さの上顎骨を処理する．また，前頭洞の発育が乏しい症例に関しては，内総涙点の高さ付近に前頭蓋があるため，注意を要する．松山らは下方（鼻涙管移行部）に吻合孔（リノストミー）を作成した場

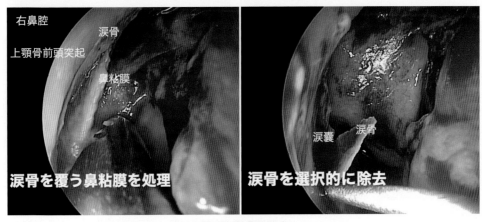

図 6. 涙骨の除去

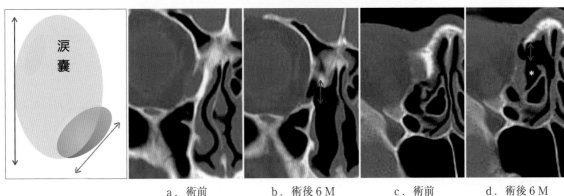

| a. 術前 | b. 術後 6 M | c. 術前 | d. 術後 6 M
＊鼻堤部蜂巣 |

図 7. 骨窓の作成

合と，上方（内総涙点の高さ）まで作成した場合を
比べ，上方まで作成した症例のほうが症状の改善
が有意であったと報告している[4]．涙嚢をどの高
さまで露出させるかは色々と議論されているが前
後の幅についての報告は少ない．当然リノスト
ミーは大きいほうが術後長期成績は良好であるた
め，上下，前後も大きく涙嚢を露出させるように
骨窓を作成する（図 7）．

5．涙嚢の開放／リノストミーの作成

涙嚢が完全に鼻内に露出された後，涙点から挿
入されたライトガイドにより涙嚢の内側からテン
ションをかけ，スリットナイフ®（眼科用角膜切開
ナイフ）を用いて涙嚢に縦に切開を入れる．そし
て，涙嚢壁の前弁と後弁に減張切開を入れ，涙嚢
壁を鼻内に開放した後，涙嚢壁の鼻腔側を選択的
に切除する（図 8）．涙嚢切開時に涙嚢内からテン
ションがないと，メス先で涙嚢内側壁（眼球側）を

損傷し，眼窩内の脂肪の漏出，それに伴う術後の
下眼瞼の血腫につながるため注意を要す．

6．CCO の場合

CCO の症例では前述のように単純に涙嚢を開
放するだけでは不十分である．リノストミーを作
成した後に，経涙嚢的に鼻内から V ランス®（眼科
用強角膜穿孔用ナイフ）を用いて内総涙点に放射
線状に切開を入れ CCO を解除する．

7．涙管チューブの留置

最後に涙点から涙管チューブを挿入し手術終了
となる．

涙管チューブは以前はシリコン製のものが多く
使用されていたが，チューブ表面にバイオフィル
ムがはりやすく，感染源になることから最近では
ポリウレタン素材でできたものが使用されてい
る．ポリウレタンはシリコンと違い，表面にマイ
クロポアが存在しないことにより架橋されにく

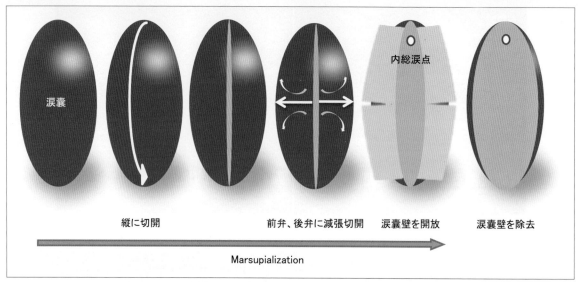

図 8. 涙嚢の開放（marsupialization）

縦に切開　　　　前弁、後弁に減張切開　涙嚢壁を開放　　涙嚢壁を除去

内総涙点

涙嚢

Marsupialization

く，バイオフィルムが形成されにくい．我々が使用している涙管チューブはポリウレタン素材で，表面をヘパリンコーティングされたもので（P-F カテーテル®）より感染源になりにくいものである．

8．術後の副損傷

筆者の施設での E-DCR 1,000 例 1,232 側の中で，術中に涙嚢内側壁を損傷し術後の下眼瞼血腫に繋がったものは 19 側（1.5%），術後出血で処置が必要となったものは5側（0.4%）であり，その他の大きな副損傷は経験しなかった．

9．術後の診察

術後は耳鼻咽喉科・眼科で観察するようにしている．観察期間は，耳鼻咽喉科は術後1年，眼科は術後3ヶ月（涙管チューブ抜去まで）としている．耳鼻咽喉科では内視鏡による涙嚢の解剖学的開口を確認し，眼科では通水や OCT 検査などで機能的改善を確認している．我々の施設においてE-DCR 1,000 例 1,232 側のうち再手術となったものは 25 側（2.0%）あり，初回手術から再手術までは 3～28 か月の平均 11.9 か月であったため，術後観察期間は約1年としている．ただ，1年以降に再閉塞してしまう症例もあるため注意が必要である．

また，E-DCR 施行後も流涙症状が残存する症例もある．その原因の一つに導涙機能不全がある．涙嚢まで涙を吸引することができなくなる状態である．その場合は涙管チューブを再留置し，定期的に交換することにより症状を緩和させることができる．

考　察

我々は従来の E-DCR の手技を安全に簡易に行い，術後成績を向上させるために工夫をしている．

Tsirbas らは 30° の斜視鏡を使用して E-DCR を行っているが[1]，我々は 0° の直視鏡を使用する．斜視鏡の操作より直視鏡の操作のほうが簡便でかつ E-DCR の手術操作自体は直視鏡で十分行えると考える．

鼻堤部の粘膜に関しては，Wormald が提唱する Axillary flap[5]で粘膜弁を作成する方法を採用している施設が多い．粘膜弁作成の目的は，余分な骨面の露出を避け，肉芽の増生を予防することである．粘膜弁は非常に有益と考えるが，作成に時間を要し，骨窓作成時のバーの使用で粘膜弁を巻き込んで損傷してしまうことも少なくない．また，最終的に作成したリノストミー周囲に粘膜弁を戻すことにより，リノストミーを被覆し縮小させる場合もある．そのため，我々は粘膜弁を使用せず鼻堤部の粘膜を選択的に除去している．

DCR は文献的に鼻内法，鼻外法ともに術後成績にばらつきが多い[6]．その理由として，DCR の適応を NLDO としているが，その中に CCO の症例

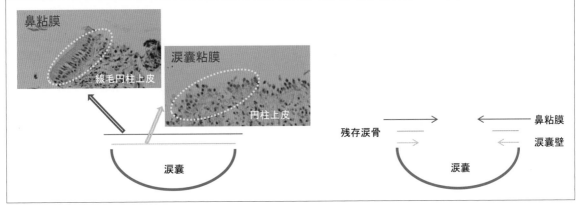

図 9. 涙嚢壁再閉塞の仮説

も含まれていた可能性である．NLDO による涙嚢炎では，炎症が強く内総涙点にまで波及し CCO に至る場合がある．我々の施設での E-DCR 1,000例 1,232 側のうち NLDO は 84％（1,034/1,232），CCO は 16％（198/1,232）であった．再手術は 25 側あり，術後成績は全体で 98％であった．25 側のうち NLDO は 10 側，CCO は 15 側であり，閉塞部位別で成績を比べると NLDO では 99.0％（1,024/1,034），CCO では 92.4％（183/198）と CCO のほうが成績が不良であった．術前に閉塞部位を確認同定し，症例ごとに的確な術式を選択することが重要である．

　再手術となった症例で，原因を，① 骨窓，② 内総涙点，③ 鼻粘膜の浸潤の 3 つで同定し検討してみた．骨窓は内総涙点の高さまで作成することにより，内総涙点は手術中に内総涙点を切開拡張し涙管チューブを複数本，長期留置することにより，ある程度克服できた．ただ，鼻粘膜の浸潤に関しては議論の余地がある．再手術で膜様に再閉塞したリノストミー周囲の組織を採取したところ，表層が線毛円柱上皮（鼻粘膜）で，その下層が円柱上皮（涙嚢粘膜）の順であった．以上より，再閉塞の原因は，涙嚢表面の涙骨が残存しており，まず解放した涙嚢が一部閉鎖し，その上から周囲の鼻粘膜が浸潤したのではないかと考える（図 9）．その問題回避のため，筆者は涙骨を除去し，そのうえで涙嚢壁を鼻腔側のみ選択的に除去するように工夫している．涙嚢壁の扱いにおいては鼻粘膜との接着や，縫合，シリコンステントの挿入など色々報告されている[7]．Wormald らは涙嚢を花弁

状に大きく鼻内に開放し（marsupialization）（図 8），その状態を保つことが術後の成績に影響を及ぼすと報告している[5)8]．我々は涙嚢壁を除去することで良好な成績を得ている．ただ涙骨，涙嚢壁を除去しても鼻粘膜浸潤による再閉塞をきたす症例が少なからず存在するため，さらなる検討が必要と考える．

まとめ

　最後に我々が E-DCR を行う時に気を付けている点，手術のコツをまとめる．
　1）直視鏡による操作
　2）鼻堤部の粘膜弁は使用しない
　3）涙骨の選択的除去
　4）涙嚢壁の鼻腔側の除去
　5）閉塞部位の同定と，閉塞部位による手術法の選択
　6）術前術後の耳鼻咽喉科・眼科による診察
　慢性涙嚢炎の多くは手術（DSI/DCR）により速やかに改善する．しかしながら，専門施設に至るまで時間がかかり，放置されている場合が多い．耳鼻咽喉科単独で治療にあたるのではなく，眼科と共同で行うことが大切である．

文　献

1) Tsirbas A, Davis G, Wormald PJ：Mechanical endonasal dacryocystorhinostomy versus external dacryocystorhinostomy. Ophthal Plast Reconster Surg, **20**：50-56, 2004.
　Summary　鼻内法 31 側と鼻外法 24 側の術後成績を自覚症状と内視鏡所見で比較検討したと

ころ有意差は認められなかった．大きな吻合孔作成と粘膜弁の作成が鼻内法では重要である．

2）藤坂実千郎，將積日出夫，舘野宏彦ほか：涙道内視鏡を併用した鼻内視鏡下涙嚢鼻腔吻合術（DCR）．耳展，**55**：379-382, 2012.
Summary　涙道内視鏡は涙嚢の位置確認だけではなく涙器の観察が可能である．また，涙嚢切開も安全にでき，仮道の予防にも繋がる．

3）Sasaki T, Nagata Y, Sugiyama K：Nasolacrimal duct obstruction classified by dacryoendoscopy and treated with inferior meatal dacryorhinotomy. Part Ⅰ：Positional Diagnosis of primary nasolacrimal duct obstruction with dacryoendo-scope. Am J Ophthalmoll, **140**：1065-1069, 2005.

4）松山浩子，宮崎千歌：涙嚢鼻腔吻合術鼻内法の手術成績．眼科手術，**24**：495-498, 2011.
Summary　内総涙点の高さまで吻合孔を作成した 94 側と内総涙点下方に吻合孔を作成した 48 側の術後成績を比較検討したところ，前群が有位に良かった．

5）Wormald PJ：Powered endoscopic dacryocystorhinostomy. Laryngoscope, **112**：69-72, 2002.
Summary　鼻内法 47 側の術後成績をフルオレセインを用いた機能的改善と内視鏡を用いた解剖学的開口で評価した．成績は 95.7％であった．Axillary flap を作成し，大きな吻合孔を作成することが重要である．

6）藤坂実千郎，舘野宏彦，將積日出夫：涙嚢鼻腔吻合術（DCR）について．耳展，**59**：66-72, 2016.

7）児玉　悟，平野　隆，鈴木正志：内視鏡下涙嚢鼻腔吻合術―粘膜弁に工夫した Wormald 変法―．日耳鼻会報，**114**：820-823, 2011.

8）Tsirbas A, Wormald PJ：Mechanical endonasal dacryocystorhinostomy with mucosal flaps. Br J Ophthalmol, **87**：43-47, 2003.

MB ENT, 273：65-70, 2022

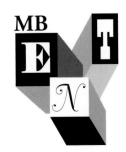

◆特集・Step up！鼻の内視鏡手術—コツと pitfall—

経鼻内視鏡頭蓋底手術

小澤宏之*

Abstract 経鼻内視鏡頭蓋底手術は脳神経外科領域より発展してきた術式であり，近年では種々の鼻副鼻腔病変にも応用され，様々な施設で行われている．本手術を安全・確実に行うためには耳鼻咽喉科と脳神経外科との連携が重要であり，両診療科の知識と技術を融合することが手術の成功に必須である．本手術において耳鼻咽喉科医の果たす役割は大きい．鼻副鼻腔を処理することによる術野展開や，術中の内視鏡操作および術野洗浄など，スムーズな手術進行に欠かせない．また，合併症の一つである髄液漏予防のために，鼻中隔粘膜弁は優れた頭蓋底再建材料であり，鼻副鼻腔の処理に秀でた耳鼻咽喉科医が挙上することで，安定した頭蓋底再建を行うことが可能となる．さらに，嗅神経や気道への配慮や術後の鼻内衛生を管理することなど，患者側へのメリットが非常に大きくなる．今後，耳鼻咽喉科医の積極的な参加により，本手術がさらに発展し，質の高い手術が普及することを期待している．

Key words 経鼻内視鏡頭蓋底手術(endoscopic endonasal skull base surgery)，コリドー作成(corridor making)，鼻中隔粘膜弁(nasoseptal flap)，術野洗浄(washing the operative field)，術後髄液漏予防(avoiding cerebrospinal fluid leakage)

はじめに

経鼻内視鏡頭蓋底手術は，1997年に米国ピッツバーグ大学の脳神経外科と耳鼻咽喉科のチームにより経鼻内視鏡を用いた下垂体腫瘍摘出術として報告された[1]．その後，本手術は頭蓋底髄膜腫や斜台脊索腫など頭蓋底領域に発生する種々の腫瘍性病変に対しても用いられるようになり，手術の技術的な進歩や手術支援器具の開発・改良により，全国の施設に広まることとなった．鼻副鼻腔悪性腫瘍に対しての報告は2008年頃から散見されるようになり[2][3]，近年は，翼口蓋窩や上咽頭癌の治療にも応用されてきている[4][5]．特に，嗅神経芽細胞腫については多くの治療成績が示され，経鼻内視鏡頭蓋底手術は開頭前頭蓋底手術と同等の治療成績を示すことが報告されるようになり[6][7]，経鼻内視鏡頭蓋底手術が第一選択となってきてい

る．今後は，様々な悪性腫瘍に対する治療成績が報告され，その適応と限界が示されていくことが予想される．

経鼻内視鏡頭蓋底手術を安全にかつ確実に行ううえで，耳鼻咽喉科と脳神経外科とのチーム医療を行うことがもっとも重要である．頭蓋底は境界領域であり，両診療科の知識と経験を最大限活用することが手術を成功に導くうえで必須となる．耳鼻咽喉科医は，鼻副鼻腔解剖や内視鏡操作に優れており，経鼻内視鏡頭蓋底手術に際しての術野展開に大きな役割を果たすだけでなく，術後髄液漏の早期発見や嗅覚や鼻気道管理などの機能への配慮を行うことで，手術安全性の向上に寄与できる．脳神経外科医は，頭蓋内の脳神経や血管の解剖に習熟し，狭小部位での骨削開技術や，血管や脳・神経からの最小限の負荷で腫瘍を剝離する経験を豊富にもつ．耳鼻咽喉科・脳神経外科の知識

* Ozawa Hiroyuki, 〒160-8582 東京都新宿区信濃町35 慶應義塾大学医学部耳鼻咽喉科，教授

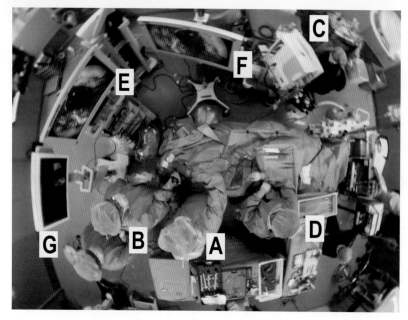

図 1.
経鼻内視鏡頭蓋底手術における
医師および機材の配置
　A：術者
　B：内視鏡を操作する医師
　C：麻酔科医
　D：看護師
　E：術者用モニター
　F：内視鏡操作医用のモニター
　G：ナビゲーションモニター

を融合して手術全体を計画し，術中はそれぞれの得意を活かし不得意を補いながら，シナジー効果を生み出すことが本手術を成功させる秘訣となる．

　我々の施設ではピッツバーグ大学の術式を参考に，2007 年より経鼻内視鏡頭蓋底手術を行っている．2020 年の時点で 500 件弱の手術を経験し，その 7〜8 割は脳神経外科疾患を対象とした手術であった．手術に使用する機材やそのセッティング，術式そのものについて，現在も少しずつ改良を行っている．本稿では，経鼻内視鏡頭蓋底手術を行ううえでのポイントと，周術期合併症を回避するための工夫について当院での経験をもとに記す．

手術準備

　手術室の俯瞰写真を示す（図 1）．全身麻酔導入後に麻酔器は患者の左下側に移動する．内視鏡のためのモニターは 2 つ用意し，頭側に術者用，患者左側に内視鏡保持者用を配置する．当院では光学式ナビゲーション（Medtronic 社）を全例で使用し，ナビゲーションモニターを頭側右に配置している．手術看護師および器械台は患者右下中心に配置している．このように器材を配置することで，内視鏡を操作する医師と手術操作を行う医師がそれぞれ楽な姿勢で手術を行い，かつお互いの干渉を最低限にするように心懸けている．

　経鼻内視鏡については各社で高精細の器材が開発されている．当院では STORZ 社の Image 1 シリーズのビデオカメラシステムと内視鏡を用いている．特に，斜視鏡についてはライトケーブルが逆側に接続される内視鏡（HOPKINS® II　テレスコープ　型番 7230BVA）を採用しており，頭側を視認する際に術者との干渉を避けることができ，有用である．

鼻内の処理

　頭蓋底での操作をスムーズに行うためには疾患の進展範囲に応じて適切な手術野を確保する必要がある．さらに経鼻内視鏡頭蓋底手術においては，鉗子と内視鏡のため十分な挿入路を確保する必要がある．我々はこれをコリドー（corridor）作成と呼んでおり，鼻中隔や鼻甲介が操作の妨げにならないように処理をするのが肝要である．このコリドー作成において耳鼻咽喉科医は非常に大きな役割を担うことになり，この作業を蔑ろにすると手術が格段に難しくなる．

　我々は，手術の最初に下鼻甲介を外側に脱臼骨折させることで総鼻道を広くし，操作腔を確保している．通常は内視鏡は右鼻腔から挿入するため，挿入路を確保する目的で，中鼻甲介を外側に脱臼骨折させ偏位させる．副鼻腔の処理法は症例によって異なり，前頭蓋底を操作する場合や広く

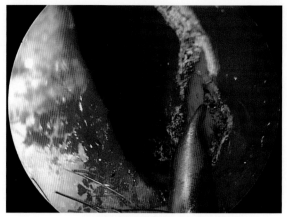

図 2. 鼻中隔粘膜弁挙上時の右鼻前庭部
皮膚粘膜移行部より 5 mm 程度背側で粘膜切開し，軟骨膜下で鼻中隔粘膜弁を挙上する．鼻中隔矯正術の手術手技になれた耳鼻咽喉科医であれば粘膜弁の挙上は難しくない

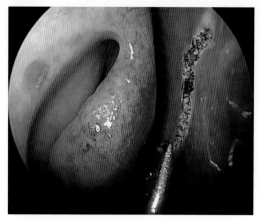

図 3. rescue flap 作成時の粘膜切開デザイン
（右鼻腔）
当院ではＳ字状の鼻中隔粘膜の切開ラインで rescue flap を作成している．背側は，蝶形骨洞自然口を起始部とし，鼻腔底に平行に切開したのちに前方がＳ字状になるようにデザインしている．蝶口蓋動脈の中隔後鼻枝を温存しながら蝶形骨洞前壁を広く開放できる

視神経管を開放する必要がある場合は，篩骨洞を開放する．また，嗅神経芽細胞腫などで前頭蓋底を広範囲にわたって操作する必要がある病変では，Draf Ⅲ型手術に準じて両側前頭洞底を開放する．

　鼻中隔の取り扱いは鼻中隔粘膜弁を挙上するか否かで 2 通りの選択をしている．髄膜腫など広範囲の硬膜欠損が予想される症例では，術後髄液漏防止を考えて，あらかじめ鼻中隔粘膜弁を作成する[8]．鼻中隔粘膜弁は蝶口蓋動脈の中隔後鼻枝を栄養血管とする粘膜弁であり，鼻副鼻腔手術になれた耳鼻咽喉科医であれば容易に挙上可能である（図 2）．後方茎のため，鞍結節から斜台部を覆うように配置するのは容易だが，前方をカバーするのは難しい場合がある．また，嗅覚温存の観点から，嗅糸が分布している頭蓋底近傍の粘膜損傷を避けるように配慮する必要がある．

　鼻中隔粘膜弁は術中髄液漏が生じるリスクが低い手術，すなわち頭蓋底腫瘍の半数以上を占める下垂体腺腫の手術などでは不要となる．この場合でも，蝶形骨洞を前方から開放していく必要があり，その際に不用意に処理すると前述の鼻中隔粘膜弁の栄養血管を損傷するリスクがある．腫瘍の組織型によっては再発による頻回の手術が必要となるものもあり，将来の頭蓋底再建のために血管

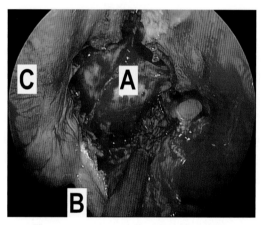

図 4. rescue flap 法後の蝶形骨洞の開放
蝶形骨洞前壁は広く開放され，膨隆した鞍背（A）が確認できる．rescue flap で温存された右鼻中隔粘膜（B）の部分に蝶口蓋動脈の中隔後鼻枝が含まれている．Ｃで示されているのは右上鼻甲介である．左側の鼻中隔粘膜も切開し，対側鼻腔からの鉗子操作を可能にしている

系を含めて鼻中隔粘膜弁を温存する配慮が必要である．このための鼻中隔粘膜処理法は rescue flap 法と呼ばれており，我々はＳ字状に粘膜切開する rescue flap 法での蝶形骨洞アプローチを行っている（図 3）[9]．図 4 に示すように鼻中隔粘膜弁の血管茎を温存しながら蝶形骨洞前壁を大きく開放する術野を展開することができる．

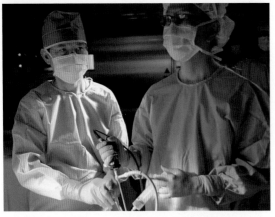

図 5. 頭蓋底操作時の術者と内視鏡保持医
耳鼻咽喉科医は右手に内視鏡，左手にイリゲー
ションのためのシリンジを持つ．また，術者とは
別のモニターをみているため，術者と内視鏡保持
医との視線が異なっている

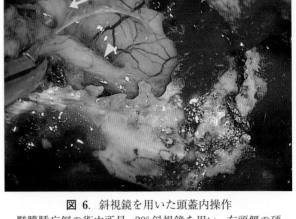

図 6. 斜視鏡を用いた頭蓋内操作
髄膜腫症例の術中所見．30°斜視鏡を用い，右頭側の硬
膜内の構造を視認している．右視神経周囲（矢尻）の腫
瘍を神経から剝離する操作であり，内視鏡はやや左側
に移動し，吸引管や鉗子との干渉を避けている．斜視鏡
視野のため，視神経の奥に嗅神経（矢印）を透見できる

術中の役割

　頭蓋底における手術操作は基本的に脳神経外科
医が行うことになるため，耳鼻咽喉科医の役割
は，内視鏡を保持し，常に適切な術野を視認でき
るよう操作することになる．手術の展開にあわせ
た緻密な内視鏡のコントロールは本手術の質を高
め，手術の成功のカギを握るといっても過言では
ない．本手術に際して，固定器具などを用いて内
視鏡を固定し，静止した術野での術操作を行った
場合と，リアルタイムで内視鏡を移動させること
で鉗子や吸引器具との干渉を避け，術操作してい
る部位を必要に応じてズームイン・ズームアウト
する手術とを比較すれば，どちらが手術を行いや
すいかは明らかである．一方で，狭い鼻腔内で内
視鏡を操作するには，頭蓋底の解剖のみならず，
腫瘍の性質や手術操作について熟知する必要があ
り，耳鼻咽喉科医に求められるスキルは高くなる．
　術野の洗浄も耳鼻咽喉科医の重要な役割とな
る．通常は，右手に内視鏡を保持しながら左手に
イリゲーション用のシリンジを持ち，内視鏡の洗
浄および術野の洗浄を行っている（図5）．頭蓋底
の骨削開時などは，適切に術野を洗浄することで
スムーズなドリル操作を助けることができる．ま
た，視神経管開放などでは，持続的に削開部を洗
浄することで神経への熱伝搬を極力生じないよう

にすることも求められる．
　手術操作が頭蓋底硬膜を超えて頭蓋内に及ぶ
と，必然的に鉗子・吸引と内視鏡との距離が近く
なり器具の干渉を避けるのが難しくなる．この場
合，斜視鏡を用いて術野を視認することで干渉を
避けることができる場合がある（図6）．特に，鞍
結節部や蝶形骨洞平面の操作で有用であるが，斜
視鏡で視認できている部位は，必ずしも鉗子など
が到達できるとは限らないので注意が必要であ
る．前述のようにライトケーブルが逆側に接続さ
れる内視鏡を用いることで，ライトケーブルが術
者の邪魔にならずスムーズな器具操作ができる．

頭蓋底再建およびパッキング

　腫瘍切除後には髄液漏の有無をチェックする．
硬膜の小さな欠損による髄液漏であれば，脂肪組
織片などを充填し，鼻腔粘膜弁などで被覆すれば
髄液漏を停止できる．広範囲の硬膜欠損を生じた
場合には，筋膜を用いた硬膜再建を行い，再建部
を鼻中隔粘膜弁で被覆する（図7）．粘膜弁を配置
した後にフィブリン糊で固定する．最後に，麻酔
科医によりバルサルバ手技で頭蓋内圧を上昇さ
せ，髄液漏が停止しているか確認する．
　鼻腔内パッキングについては，硬膜再建部の下
支えを考えるとサイナスバルーンが有用である．

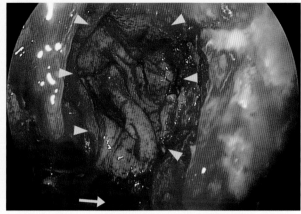

図7. 鼻中隔粘膜弁による頭蓋底再建
右鼻腔からみた蝶形骨洞所見．右鼻中隔粘膜弁（矢尻）が蝶形骨洞全般を被覆している．矢印は後鼻孔を示している

ガーゼの充填の際にはパッキング圧が背側方向にかかりやすく，頭側への圧迫効果が少なくなりやすい．サイナスバルーンは頭側へも十分な圧をかけることができる．術中髄液漏を生じなかった場合には，解放した蝶形骨洞内を中心にカルトスタット®などを用いたパッキングで十分である．鼻内パッキングは，通常は3〜5日程度で除去しているが，術中の髄液漏がハイフローで，リスクが高いケースなどでは1週間程度留置している場合もある．鼻内パッキング除去直後には，内視鏡で鼻内を観察し，術後髄液漏の有無をチェックする．髄液漏がない場合には，患者に鼻洗を指導する．しばらく外来で鼻内をチェックし，鼻副鼻腔の衛生状態を保つようにする．鼻内の上皮化には3か月程度かかることが多く，その間は定期的に通院を促している．

おわりに

経鼻内視鏡頭蓋底手術の対象症例の多くは脳神経外科疾患であることもあり，耳鼻咽喉科が本手術に参加することは補助的な役割になると考えている医師が多い．この理由の一つとして，日本では手術料を請求する際に，脳神経外科疾患は脳神経外科が行うため，長時間の手術に参加しても耳鼻咽喉科の得られるメリットが少なくなってしまうことがある．このような環境的なマイナス要因がありながら，本手術に耳鼻咽喉科医が関与する

ことは，手術がスムーズに進むようになるという利点だけでなく，患者側にも鼻機能温存などメリットが大きくなる．また，耳鼻咽喉科医としても，通常は観る機会の少ない副鼻腔の外側の解剖構造を理解することができ，さらに脳神経外科特有の技術や器材を知ることができる．経鼻内視鏡頭蓋底手術の経験は，普段行っている鼻副鼻腔手術の習熟や術式の改良につながる可能性がある．

米国では，経鼻内視鏡頭蓋底手術の手術料は脳神経外科と耳鼻咽喉科とで按分されるため，耳鼻咽喉科医が積極的に手術に参加しやすい．将来的には，日本でも耳鼻咽喉科として手術料を請求できるようになるなど，手術参加により耳鼻咽喉科にもプラスの要素が得られるシステムが整えられることが理想である．そのためには多くの医師が本手術に参画し，耳鼻咽喉科参加のメリットを様々な形でアピールしていくことが必要である．

参考文献

1) Jho HD, Carrau RL：Endoscopic endonasal transsphenoidal surgery：experience with 50 patients. J Neurosurg, **87**：44-51, 1997.

2) Nicolai P, Battaglia P, Bignami M, et al：Endoscopic surgery for malignant tumors of the sinonasal tract and adjacent skull base：a 10-year experience. Am J Rhinol, **22**：308-316, 2008.

3) Hanna E, DeMonte F, Ibrahim S, et al：Endoscopic resection of sinonasal cancers with and without craniotomy：oncologic results. Arch Otolaryngol Head Neck Surg, **135**：1219-1224, 2009.

4) Liu YP, Wen YH, Tang J, et al：Endoscopic surgery compared with intensity-modulated radiotherapy in resectable locally recurrent nasopharyngeal carcinoma：a multicentre, open-label, randomised, controlled, phase 3 trial. Lancet Oncol, **22**：381-390, 2021.
　Summary　切除可能な局所再発上咽頭癌患者を対象として，内視鏡手術と強度変調放射線治療（IMRT）を比較検討した．内視鏡手術はIMRTと比較して全生存期間を有意に改善した．

5) Ozawa H, Sekimizu M, Saito S, et al：Endoscopic Endonasal Management of Pterygopalatine Fossa Tumors. J Craniofac Surg, **32**：e454-e457, 2021.
Summary　翼口蓋窩腫瘍を経鼻内視鏡下に切除する場合，良性腫瘍は適応となるが，悪性腫瘍では十分な安全領域をとって切除するのは困難である．

6) Fu TS, Monteiro E, Muhanna N, et al：Comparison of outcomes for open versus endoscopic approaches for olfactory neuroblastoma：A systematic review and individual participant data meta-analysis. Head Neck, **38** Suppl 1：E2306-E2316, 2016.

7) Harvey RJ, Parmar P, Sacks R, et al：Endoscopic skull base reconstruction of large dural defects：a systematic review of published evidence. Laryngoscope, **122**：452-459, 2012.

8) Hadad G, Bassagasteguy L, Carrau RL, et al：A novel reconstructive technique after endoscopic expanded endonasal approaches：vascular pedicle nasoseptal flap. Laryngoscope, **116**：1882-1886, 2006.

9) Ozawa H, Tomita T, Watanabe Y, et al：Sigmoid incision rescue nasoseptal flap technique for endoscopic endonasal skull base surgery. Acta Otolaryngol, **136**：636-640, 2016.
Summary　S字状 rescue flap 法は，経鼻内視鏡頭蓋底手術において鼻機能を保持しつつ十分な術野を確保できることを示した．

MB ENT, 273：71-76, 2022

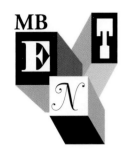

◆特集・Step up！鼻の内視鏡手術─コツと pitfall─

鼻副鼻腔悪性腫瘍に対する内視鏡下鼻内手術

中丸裕爾*

Abstract　近年の手術器具，手術方法の発展により鼻副鼻腔悪性腫瘍に対しても内視鏡下鼻内手術の適応が拡大しつつある．鼻副鼻腔は解剖学的に狭小で複雑なことから，一塊切除を試みると，健常組織を広範に切除する必要がある．そのため，鼻内手術においては分割切除で腫瘍茎部を完全摘出する手法が取られる．適切な症例を選択し腫瘍茎部を完全摘出した場合，内視鏡下鼻内手術は外切開と同様の治療成績が得られる．一方，内視鏡下鼻内手術の限界も存在する．現時点では ① 前頭洞（前方あるいは側方）浸潤，② 眼窩中心部より外側の硬膜，脳浸潤，③ 後方の重要臓器（視交叉，内頸動脈，海綿静脈洞），④ 眼摘，上顎切除（内側壁を除く），皮膚切除が必要な場合，⑤ 脳実質浸潤の症例は内視鏡下鼻内手術の適応外とされている．鼻副鼻腔悪性腫瘍の内視鏡下鼻内手術では，適切な症例を選択し，良好な視野を得て，病理学的に断端陰性を得ることが肝要である．

Key words　内視鏡下鼻内手術（endoscopic endonasal surgery），鼻副鼻腔悪性腫瘍（sinonasal malignant tumor），分割切除（piecemeal mucosal resection），頭蓋底再建（skull base reconstruction），手術適応（indication）

はじめに

鼻副鼻腔悪性腫瘍は全癌腫の 1% 以下で頭頸部癌の 3～5% に過ぎない稀な腫瘍である[1]．扁平上皮癌（squamous cell carcinoma；SCC）を筆頭に，腺様嚢胞癌（adenoid cystic carcinoma；ACC），粘表皮癌（mucoepidermoid carcinoma），嗅神経芽細胞腫（olfactory neuroblastoma；ONB），悪性黒色腫（malignant melanoma；ML）など多くの組織型が含まれる[1]．腫瘍が小さいときには症状に乏しく，初発時にすでに進行している症例が多い[2]．治療は放射線，化学療法，重粒子線などが行われるが，手術は鼻副鼻腔悪性腫瘍に対して重要な治療法であり，切除可能な症例には現在でも gold standard である[3]．

内視鏡下鼻内手術は当初副鼻腔炎に対し施行さ れていたが，良性腫瘍の切除に対し適応を広げた．内反性乳頭腫に対する手術では，鼻外手術より再発率が少ないことが示され[4]，現在では内視鏡下鼻内手術が標準治療となっている．さらに，この 2～30 年間の手術法，手術器具の進歩により，鼻副鼻腔悪性腫瘍に対してもその適応を広げつつある．特に頭蓋底腫瘍は，硬膜欠損部の再建法が開発されたことで，これまで開頭が必要であった症例のある一定割合は内視鏡下に鼻内から切除可能になった．しかし，副鼻腔は複雑な構造で周囲に眼窩，脳，内頸動脈など重要臓器が存在しているため，その適応には限界がある[2]．

本稿では，鼻副鼻腔悪性腫瘍に対する内視鏡下鼻内手術の現状を概説する．

＊ Nakamaru Yuji，〒 060-8638 北海道札幌市北区北 15 条西 7 丁目　北海道大学大学院医学研究院 耳鼻咽喉科・頭頸部外科学教室，准教授

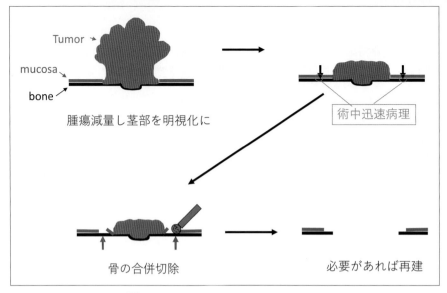

図 1. multilayer centripetal technique
① 腫瘍を減量し，腫瘍が鼻副鼻腔粘膜と接している部位（腫瘍茎部）を明視化に置く．② 腫瘍からある程度の水平安全域をとり粘膜を切除．③ 垂直安全域を得るために腫瘍茎部が付着している層の下方最低1層の組織を合併切除．④ 切除断端を迅速病理検査に提出し，腫瘍が存在しないことを確認．⑤ 必要に応じて再建

鼻副鼻腔悪性腫瘍に対する
内視鏡下鼻内手術の手術方法

1．multilayer centripetal technique

　鼻副鼻腔悪性腫瘍に対する手術法として "attachment-oriented endoscopic surgical technique"[5]あるいは "multilayer centripetal technique"[6]と呼ばれる手法が提唱されている．どちらの手術法も類似点が多いが，"attachment-oriented endoscopic surgical technique"はもともと内反性乳頭腫の手術法として，"multilayer centripetal technique" は悪性腫瘍切除法として報告されており安全域の設定が異なる．

　"multilayer centripetal technique" について以下に述べる（図1）．

　1）腫瘍を減量し，腫瘍が鼻副鼻腔粘膜と接している部位（腫瘍茎部）を明視化に置く．

　2）腫瘍からある程度の水平安全域をとり粘膜を切除する．本手術法の centripetal（求心的に）という文言は腫瘍摘出を周囲から腫瘍茎部に向けて行うというところから命名されている．

　3）垂直安全域を得るために腫瘍茎部が付着している層の下方最低1層の組織を合併切除する．

合併切除する組織は症例によって違うが，篩板，副鼻腔各洞の骨，硬膜，眼窩骨膜などとなる．

　4）切除断端を迅速病理検査に提出し，腫瘍が存在しないことを確認．

　5）必要に応じて再建（硬膜欠損が生じた場合など）

　我々も本手術法を施行しているが，より確実に断端陰性を得るために水平安全域の範囲を決定する際にも迅速病理診断を行っている[7]．本手術法は最初の段階で腫瘍を減量するが，腫瘍茎部および安全域の組織は可能な限り一塊に切除する．しかし，鼻腔構造の複雑さから一塊切除が不可能な症例も多い．その場合，分割切除となるが，計画的に分割し，切除断端の病理検査を頻回に行うことで完全摘出を心がける[8]．本手法で特徴的なのが，垂直安全域を得るため最低一層の組織を合併切除するところにある．たとえば，頭蓋底の腫瘍で粘膜内にあれば，腫瘍茎部が付着する篩板を切除する．腫瘍が篩板に浸潤していれば硬膜を，硬膜に浸潤していれば嗅球を切除するという具合である．眼窩であれば，紙様板，眼窩骨膜，眼窩内容という層を想定する[3]．

2．頭蓋底再建法

硬膜切除を行った症例では，頭蓋底の再建が必要となる．欠損部の大きさにより再建方法は異なるが，比較的大きな欠損がある場合には多層性の再建方法が頻用されている．大腿筋膜を硬膜内と硬膜外に留置，さらにその下方から鼻中隔粘膜弁を用いて再建する[9]．この再建法は術後放射線照射を行っても髄液漏の頻度が増加しないとされる[10]．頭蓋底再建時に，第1層目の筋膜をたわみがないように硬膜の切除端と接着させることが重要とされる．当科では1層目の筋膜と硬膜を縫合し，さらに生体糊をつけたポリグリコール酸（PGA）にて筋膜と硬膜の接合部を接着させている．術後の硬膜外チューブ留置に関しては諸説あるが，中頭蓋の再建など髄液圧が高い場合を除いて必要ないことが多い．

内視鏡下鼻内手術の適応

1．一塊切除と分割切除

悪性腫瘍の切除においては，腫瘍細胞の完全摘出と腫瘍細胞の健常部位への播種を防ぐため一塊切除が推奨されている．しかし，鼻副鼻腔は狭く重要臓器が近接する複雑な構造のため，一塊切除に固執すると広い範囲の健常組織が犠牲になる[11]．たとえば，篩骨洞に存在する小さな腫瘍を切除する場合，一塊に切除するのであれば開頭し前頭蓋底の骨とともに摘出しなければならない．腫瘍の大きさに対し，健常組織の犠牲はとても大きくなる[12]．さらに，たとえ外切開にて手術をしたとしても，副鼻腔内の腫瘍を全く損傷せずに摘出することは難しい[13]．また，鼻副鼻腔悪性腫瘍は外向性に発育することが多く，腫瘍を減量すると腫瘍茎部は比較的狭い範囲にとどまることが多い．これらのことから，腫瘍を減量し腫瘍茎部を同定，周囲の組織を安全域として合併切除する手法が考案された．この手術を施行するうえで内視鏡下鼻内手術の利点としては，良好な視野が得られるため腫瘍茎部と周囲の健常組織の境界が確認できる点にある．良好な視野が得られると，健常

組織を可能な限り残しながら，必要十分量の安全域と腫瘍の完全摘出が可能となる．この正確な安全域の設定は外切開の手術では難しいとされる[3]．

また，外切開による手術では，手術に伴う有害事象が内視鏡下鼻内手術より重篤になる．外切開の手術に比べ，内視鏡下鼻内手術では入院期間短縮[14]および術後のQOLが高いことが示されている[15]．特に開頭手術では，照射後の前頭骨壊死や，前頭葉を牽引することで生じるfrontal syndromeが問題となる．鼻副鼻腔悪性腫瘍では術後に放射線治療を行うことが多いが，内視鏡下鼻内手術では外切開に比べ術後照射までの期間を短縮できることが報告されている[16]．

一方，悪性腫瘍手術として，分割切除で再発，播種が本当に生じないのかという疑問が残る．腫瘍茎部の一塊切除は，鼻中隔癌や腫瘍茎部が小さい場合には可能であるが，篩骨洞や眼窩紙様板など構造が複雑な部位や重要臓器が背後に存在する場合には難しい．このような部位の手術でも，腫瘍茎部を明視下におき計画的に分割して腫瘍を摘出することで，完全摘出と十分な安全域を確保することが可能となる．実際米国のNational Cancer Databaseを使用した鼻副鼻腔扁平上皮癌のreal world研究にて，内視鏡下鼻内手術と外切開で粗生存率および切除断端陽性率に差がないことが示されている[17]．TNM分類を揃えた症例（propensity score matched analysis）の比較でも，粗生存率および切除断端陽性率に有意差がなく，内視鏡下鼻内手術は，外切開と同様の成績が期待できる[18]．

内視鏡下鼻内手術の適応症例

内視鏡下鼻内手術の利点を記載したが，腫瘍の進展によっては外切開による手術が必要となる．実際，前述した米国National Cancer Databaseの検討でも，内視鏡下鼻内手術を選択した症例は全手術症例の23.8％となり，3/4以上の症例が外切開を選択されている[18]．鼻副鼻腔悪性腫瘍に対する内視鏡下鼻内手術を施行するうえで，症例選択

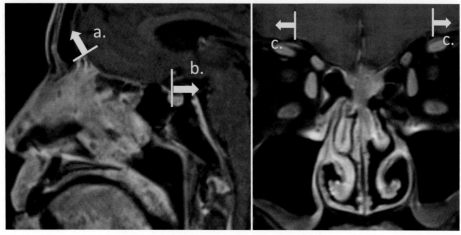

図 2. 内視鏡下鼻内手術の contraindication
a：前頭洞(前方あるいは側方)浸潤
b：後方の重要臓器(視交叉，内頸動脈，海綿静脈洞)
c：眼窩中心部より外側の硬膜，脳浸潤
d：眼摘，上顎切除(内側壁を除く)，皮膚切除が必要な場合
e：脳実質浸潤
a〜c を図に示す

が重要なポイントとなる[8].

内視鏡下鼻内手術の contraindication として英国鼻副鼻腔腫瘍ガイドラインに ① 前頭洞(前方あるいは側方)浸潤，② 眼窩中心部より外側の硬膜，脳浸潤，③ 後方の重要臓器(視交叉，内頸動脈，海綿静脈洞)，④ 眼摘，上顎切除(内側壁を除く)，皮膚切除が必要な場合，⑤ 脳実質浸潤が挙げられている[2](図2).これらの部位は，物理的に鼻内から操作が不可能，あるいは十分な安全域が取れない部位と考えられる.また，腫瘍の悪性度によっても内視鏡下鼻内手術の適応は異なる.我々の施設では，扁平上皮癌に対しては，表1のように全体で206症例(外切開による手術を施行した症例に加え，動注，放射線，化学療法を施行した症例や，治療適応外で支持療法のみ施行した症例も含む)中，内視鏡下鼻内手術を施行した症例は15症例(7.2%)に過ぎない.篩骨洞，上顎洞の T1〜T3 症例のみに施行し，前頭洞や蝶形骨洞浸潤の症例は適応外とした[7].その結果，5年粗生存率72.4%，疾患特異的生存率79.6%，局所制御率92.9%と良好な結果が得られている[7].一方，嗅神経芽細胞腫の手術では，全20症例中9症例(45%)で内視鏡下鼻内手術を選択した.Kadish CやDulguerovT4(頭蓋内進展)の症例でも一部は

表 1. 当科の鼻副鼻腔扁平上皮癌症例

内視鏡下鼻内手術は篩骨洞，上顎洞の T1〜T3 症例のみに施行し，前頭洞と蝶形骨洞浸潤の症例は適応外とした.リンパ節転移症例，遠隔転移症例も適応外.全症例には手術適応外で他の治療のみ施行した症例も含む
ESS：内視鏡下鼻内手術

鼻腔・篩骨洞

ESS(n=10)

	N0	N1	N2	N3
T1	3	0	0	0
T2	6	0	0	0
T3	1	0	0	0
T4a	0	0	0	0
T4b	0	0	0	0

全症例(n=32)

	N0	N1	N2	N3
T1	5	0	0	0
T2	6	0	0	0
T3	2	0	0	0
T4a	8	0	0	0
T4b	11	0	0	0

上顎洞

ESS(n=5)

	N0	N1	N2	N3
T1	1	0	0	0
T2	1	0	0	0
T3	3	0	0	0
T4a	0	0	0	0
T4b	0	0	0	0

全症例(n=74)

	N0	N1	N2	N3
T1	1	0	0	0
T2	3	0	0	0
T3	18	1	1	0
T4a	30	4	6	0
T4b	10	0	0	0

内視鏡下鼻内手術を選択し，5年粗生存率は100%となっている.扁平上皮癌は嗅神経芽細胞腫より悪性度が高いため，このように適応を変えている.

また，術者，施設による内視鏡下鼻内手術適応の違いもある.手術症例数の多い病院では，内視

鏡下鼻内手術を選択する頻度が高いことが報告されている[17]. また, 術者の経験症例数が, 粗生存率や局所制御率と相関することも示されている[19]. それゆえ, 術者（および手術チーム）が内視鏡手術の経験をつみ, 適応患者を選択し, 良好な視野のもと十分な安全域を取り完全摘出を行うことが重要である.

将来への展望

現在, contraindication とされている部位も新しい器具, 手術法の開発により, 内視鏡下鼻内手術の indication へと変化する可能性がある. 眼窩内や脳実質への腫瘍進展例に対しても, 内視鏡下に鼻内から切除する試みがなされている[3]. また, 術中に蛍光色素を全身投与し, 腫瘍の存在部位を内視鏡下に同定する手法が開発された[20]. この技術を用いると, リアルタイムに腫瘍の存在範囲が確認でき, より確実で侵襲も少ない手術が期待できる.

まとめ

近年の手術法, 手術支援器具の進歩により, 内視鏡下鼻内手術は鼻副鼻腔悪性腫瘍に対しても適応を広げつつある. 内視鏡下鼻内手術の利点として, よく見えることによる安全域の適切な設定と健常組織を温存できることが挙げられる. 適切に症例を選べば, 内視鏡下鼻内手術でも生存率, 局所制御率も外切開による手術と同様の成績が得られる.

一方, 内視鏡下鼻内手術で切除できる腫瘍進展範囲には限界がある. 内視鏡下鼻内手術で良好な治療成績を得るには, 切除断端陰性を得られる症例を選択し, 腫瘍茎部を安全域を含め確実に切除することが肝要である.

文 献

1) Dutta R, Dubal PM, Svider PF, et al：Sinonasal malignancies：A population-based analysis of site-specific incidence and survival. Laryngoscope, **125**(11)：2491-2497, 2015.

2) Lund VJ, Clarke PM, Swift AC, et al：Nose and paranasal sinus tumours：United Kingdom National Multidisciplinary Guidelines. J Laryngol Otol, **130**(S2)：S111-S118, 2016.

3) Chatelet F, Simon F, Bedarida V, et al：Surgical Management of Sinonasal Cancers：A Comprehensive Review. Cancers(Basel), **13**(16)：3995, 2021.

4) Busquets JM, Hwang PH：Endoscopic resection of sinonasal inverted papilloma：a meta-analysis. Otolaryngol Head Neck Surg, **134**(3)：476-482, 2006.

5) Landsberg R, Cavel O, Segev Y, et al：Attachment-oriented endoscopic surgical strategy for sinonasal inverted papilloma. Am J Rhinol, **22**(6)：629-634, 2008.

6) Castelnuovo P, Battaglia P, Locatelli D, et al：Endonasal micro-endoscopic treatment of malignant tumors of the paranasal sinuses and anterior skull base. Oper Tech Otolaryngol, **17**(3)：152-167, 2006.
   Summary 鼻副鼻腔悪性腫瘍に対する内視鏡下鼻内手術の基本手技として, "multilayer centripetal technique" を提唱した論文.

7) Nakamaru Y, Suzuki M, Kano S, et al：The role of endoscopic resection for selected patients with sinonasal squamous cell carcinoma. Auris Nasus Larynx, **48**(1)：131-137, 2021.

8) Wang EW, Zanation AM, Gardner PA, et al：ICAR：endoscopic skull-base surgery. Int Forum Allergy Rhinol, **9**(S3)：S145-S365, 2019.

9) Harvey RJ, Parmar P, Sacks R, et al：Endoscopic skull base reconstruction of large dural defects：a systematic review of published evidence. Laryngoscope, **122**(2)：452-459, 2012.

10) Thorp BD, Sreenath SB, Ebert CS, et al：Endoscopic skull base reconstruction：a review and clinical case series of 152 vascularized flaps used for surgical skull base defects in the setting of intraoperative cerebrospinal fluid leak. Neurosurg Focus, **37**(4)：E4, 2014.

11) Robbins KT, Bradford CR, Rodrigo JP, et al：Removing the Taboo on the Surgical Violation (Cut-Through)of Cancer. JAMA Otolaryngol Head Neck Surg, **142**(10)：1010-1013, 2016.

12) Homma A, Nakamaru Y, Lund VJ, et al：Endo-nasal endoscopic surgery for sinonasal squam-ous cell carcinoma from an oncological perspec-tive. Auris Nasus Larynx, **48**(1)：41-49, 2021.
Summary 鼻副鼻腔扁平上皮癌に対する鼻内手術の review.

13) McCutcheon IE, Blacklock JB, Weber RS, et al：Anterior transcranial(craniofacial)resec-tion of tumors of the paranasal sinuses：surgi-cal technique and results. Neurosurgery, **38**(3)：471-479；discussion 479-480, 1996.

14) Fu TS, Monteiro E, Witterick I, et al：Costs and Perioperative Outcomes Associated with Open versus Endoscopic Resection of Sinona-sal Malignancies with Skull Base Involvement. J Neurol Surg B Skull Base, **78**(5)：430-440, 2017.

15) Abergel A, Cavel O, Margalit N, et al：Com-parison of quality of life after transnasal endo-scopic vs open skull base tumor resection. Arch Otolaryngol Head Neck Surg, **138**(2)：142-147, 2012.

16) Xiao R, Joshi RR, Husain Q, et al：Timing of surgery and adjuvant radiation therapy for sinonasal malignancies：Effect of surgical approach. Head Neck, **41**(10)：3551-3563, 2019.

17) Torabi SJ, Spock T, Cardoso B, et al：Margins in Sinonasal Squamous Cell Carcinoma：Pre-dictors, Outcomes, and the Endoscopic Approach. Laryngoscope, **130**(6)：E388-E396, 2020.

18) Kılıç S, Kılıç SS, Baredes S, et al：Comparison of endoscopic and open resection of sinonasal squamous cell carcinoma：a propensity score-matched analysis of 652 patients. Int Forum Allergy Rhinol, **8**(3)：421-434, 2018.
Summary 米国 National Cancer Database を使用した鼻副鼻腔扁平上皮癌の real world 研究. 内視鏡下鼻内手術と外切開で粗生存率および切除断端陽性率に差がない.

19) Kshettry VR, Do H, Elshazly K, et al：The learning curve in endoscopic endonasal resec-tion of craniopharyngiomas. Neurosurg Focus, **41**(6)：E9, 2016.

20) Hart ZP, Nishio N, Krishnan G, et al：Endo-scopic Fluorescence-Guided Surgery for Sino-nasal Cancer Using an Antibody-Dye Conju-gate. Laryngoscope, **130**(12)：2811-2817, 2020.

MB ENT, 273：77-85, 2022

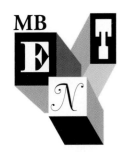

◆特集・Step up！鼻の内視鏡手術―コツと pitfall―

鼻科領域における内視鏡手術の副損傷とその対応

横井秀格*

Abstract 内視鏡下鼻副鼻腔手術(ESS)は，鼻副鼻腔病変に対する標準的な術式となっている．手術を施行する際の術前のしっかりとした準備は，ESS の有害事象を防ぐための重要な要素の一つである．さらに，術前の患者に対する手術説明の中で，疾患ごとに起こり得る副損傷を手術内容とともに詳細に伝えることは，患者の安全のみならず法医学的にも必須となる．根本的に鼻副鼻腔の解剖，機能を熟知し，手術技術の熟達が副損傷対策の基本となる．そのうえで，日頃から副損傷を意識して，その対応を習得することは，合併症を最小限に抑える．鼻副鼻腔内の出血は，狭い術野に生じるのみでなく，周囲に眼窩や頭蓋底などが近接しているために，止血に際しては注意を要することがある．眼窩内や頭蓋底損傷の程度は，視機能や生命予後にまで関連する重要な因子となる．副損傷を最小限度に抑えるためには，術者が早期に副損傷の発生と程度に気づいて，早急に対応することが重要である．

Key words 内視鏡下鼻副鼻腔手術(endoscopic endonasal surgery)，副損傷(complications)，対応(measures)，手術手技の熟達(mastery of surgical techniques)，早期の認識(early recognition)

はじめに

現在，内視鏡下鼻副鼻腔手術(ESS)は，鼻副鼻腔病変に対する標準的な術式となっている．さらに，この10年余りの間に，病態の進展範囲，病理組織系を考慮したうえで，悪性腫瘍まで適応が経鼻内視鏡下アプローチ(EEA)として拡大してきている．そのように大きく発展してきた主な理由の一つとして，鉗子類やドリルおよびマイクロデブリッダーなどのパワーインスツルメントデバイスの開発，進展に伴うところも大きい．しかしながら，鼻副鼻腔および周辺臓器の解剖，機能を熟知せず，手術技術の熟達が伴わない場合には，パワーインスツルメントの使用は，むしろ大きな合併症を招くことにもつながる．ESS を安全に上手に施行するためには，① 鼻副鼻腔および周辺の解剖の理解，② 症例ごとの画像所見と鼻内所見およ

び予想される病態の把握，③ 内視鏡および用いるデバイスの使用に慣れ，手術手技に熟練することなどが基本として挙げられる．これらの内容は，副損傷対策としても大変重要である．日頃から副損傷を意識して，その対応を習得しておくことは，いざという時の術後の合併症を最小限度に留めることにつながる．

本稿において，耳鼻咽喉科医が経鼻内視鏡下に鼻副鼻腔および頭蓋底手術などを施行する際における副損傷とその対応について概説する．

ESS と副損傷／合併症および危険因子について

ESS は，手術を施行する施設の耳鼻咽喉科医にとって，もっとも用いられる術式の一つである．近年，鼻腔内に多発性鼻茸を有する病変であり，鼻粘膜や末梢血中の好酸球増加を伴う難治性副鼻腔炎である好酸球性副鼻腔炎が，罹患率の増加と

---

* Yokoi Hidenori，〒181-8611 東京都三鷹市新川6-20-2 杏林大学耳鼻咽喉科・頭頸科，准教授

ともに問題となっている．手術に際しては，鼻副鼻腔の病的粘膜が篩骨蜂巣に顕著であり，炎症が強く易出血性であることからも副損傷を引き起こしやすい病態といえる．さらに前述の如く，炎症性病変，外傷性疾患や良性腫瘍のみならず悪性の鼻副鼻腔腫瘍にまで ESS が適応となってきている．そのような状況の下，手術症例数が増加するとともに，副損傷が生じる確率も高くなり，実際の副損傷発症率は minor なものを含めると約5％認め，残念ながら減少傾向にはないと報告されている[1]．したがって，日頃から副損傷が生じた際の対策を考えていなければならない．ESS は，手術手技としてのワーキングスペースが狭く，出血を伴う中で，硬性内視鏡とともに鉗子・パワーインスツルメントおよび吸引管を上手く操らなければならない．ESS を上手く施行するためにだけではなく，副損傷対策としても，2次元で広角の内視鏡画面に慣れ，鼻副鼻腔の解剖や各症例の病態に精通しなければならないことは言及するに及ばない．そして，基本的な手術手技をマスターしたうえでの副損傷対策となり得ると考える．

　手術を施行する際の術前のしっかりとした準備は，ESS の有害事象を防ぐための重要な要素の一つである[2]．適切な患者の病歴採取は，内視鏡下鼻副鼻腔手術に関連する合併症の発生率を減らすことができる．病歴の中で抗凝固剤の使用の有無はもちろんのこと，以前の手術による過度の出血がなかったかなどにも注意を要する．Type 2 炎症の病態による強い炎症にて易出血性粘膜が示唆される際は，術前のステロイド内服治療にて，よりよい術中の視野を得ることが可能となる．疾患の病態を的確に把握（併発疾患の有無を含めて）するとともに，画像所見により病変が存在する部位および周囲の解剖学的な anomaly などを術前に認識することは，術中の副損傷の回避につながる．特に，再手術症例においては，解剖学的ランドマークが消失していることを多く認めるため，注意が必要である．近年のナビゲーションシステムの導入は，有用であるが基本的な解剖の理解，

手術技術を身に着けたうえで，必要に応じて使用することが推奨される．経験不足による安易な使用は，かえって危険を伴うことにつながる．他に当然のことながら麻酔科とのコミュニケーションも必須であり，収縮期血圧を80〜100 mmHg に維持してもらうことは，術中の出血を最小限に抑えるのに有用である．さらに，術前の患者に対する手術説明の中で，疾患ごとに起こり得る副損傷を手術内容とともに詳細に伝えることは，患者の安全のみならず法医学的にも必須となる[2]．

　近年の本邦における鼻副鼻腔炎および嚢胞性疾患に対する ESS においての術中副損傷および術後合併症の発生頻度とそれらにかかわる因子の検討によると，複数の施設による検討1,382例の報告にて80症例（5.8％）に生じており，非副損傷・非合併症群との比較にて，男性，糖尿病の既往および全身麻酔下の手術に有意差をもって多く，損傷部位として眼窩内側壁の頻度がもっとも高かった[3]．また，単施設での2,686例による検討では，副損傷発生が73例で約3.0％を示し，損傷部位は動脈血管損傷と眼窩紙様板損傷が大多数であったと報告されている[4]．さらに，Asaka らの報告では，粘液嚢胞を除外した慢性副鼻腔炎患者にて ESS 施行の706人の検討にて，41人（5.8％）が合併症を有していたが，その中で major なものは術中に前頭蓋底からの髄液漏症例の1例のみであり，術中に修復し術後に問題を生じなかった[1]．興味深いことに合併症の危険因子は，外科医の経験に依存しておらず，患者の特徴，特に喘息とポリープスコアであることが示された．結論として ESS に際し，術前に患者が下気道疾患，特に喘息を患っているかどうかを確認し，鼻ポリープのグレードも検討し，認識する必要があると述べている[1]．

日本鼻科学会認定手術指導医制度と副損傷

　2019年10月3日から施行された日本鼻科学会認定手術指導医制度に関する規則が示された．種々の手術支援機器を駆使して行う内視鏡下鼻副鼻腔手術は実施される症例数も多く，耳鼻咽喉科

表 1. 副損傷

	Minor	Major
1. 血管損傷	副鼻腔内出血と術後出血	眼窩内出血（眼窩 hematoma）
2. 眼窩紙様板損傷	眼窩骨膜露出	脂肪露出
3. 頭蓋底損傷	硬膜露出	髄液漏
4. 鼻涙管損傷	断裂	開口部損傷
5. 視神経管損傷	視神経鞘露出	視神経損傷

の他領域の手術に比較して医原性副損傷の頻度が高い現況にある．目的は，安全かつ適切に手術を行う技術を評価し，鼻科手術の専門性と安全性を担保することである．認定を受けるにあたって，修復の経験の指標となる副損傷が示された（表1）．これらの中で副損傷の頻度が高く，重篤な合併症になり得る ① 血管損傷，② 眼窩内損傷および ③ 頭蓋底損傷についての注意する点や対策について述べる．

血管損傷について

血管損傷は，内視鏡下鼻副鼻腔手術のみならず外科手術においてももっとも生じやすい副損傷である．特に，鼻副鼻腔内の出血は，狭い術野に生じるのみでなく，周囲に眼窩や頭蓋底などが近接しているために，止血に際しては注意を要することがある．副損傷および合併症となり得る血管損傷は，動脈出血が主であり，全身麻酔下の術中に明らかな出血を生じていなくとも術後出血を生じることも稀ではなく[5]，重篤な合併症につながることもある．止血の際には，患者の血圧が上昇していないかにも注意を配る必要がある．

副損傷が生じやすい部位としては，蝶口蓋動脈と前篩骨動脈によるものが多い．蝶口蓋動脈は顎動脈から分枝し，蝶口蓋孔を走行して鼻腔に入ったのちに外側後鼻枝と中隔後鼻枝に分かれる．外側後鼻枝は，鼻腔側壁，中鼻甲介，下鼻甲介の栄養血管となり，中隔後鼻枝は，蝶形骨洞自然口の下方を走行し鼻中隔の栄養血管となる．したがって，蝶口蓋動脈およびその枝からの出血は，中鼻甲介の下方切除，上顎洞膜様部を開放する際の，後方への過度の拡大により，外側後鼻枝破損により生じることがある．後部中隔枝からの出血は，蝶形骨洞を開放する際に通常前壁上方に開口する

自然口を下方へ大きく開大していく際に生じ得る．この部位で大きな切除が必要な際には，厄介な術中出血を避けるために，この血管の予防的焼灼と切除の検討が必要である．また，鼻中隔の有形粘膜 flap を作成する際は，あらかじめ動脈が走行している部位の粘膜を剥離した後の蝶形骨洞前壁の骨削開を行うことが必要となる．図1にて若年性鼻咽頭血管線維腫症例（MRI造影あり，図1-a）における左翼突管動脈からの出血への対応を示す．手術に際して左側の顎動脈と右側の蝶口蓋動脈を凝固切断しており，左翼突管動脈からの出血は内頸動脈からの分枝であった可能性があり，注意を要する症例であった．止血に際して，まず出血点をしっかり確認してから（図1-b），サージセル，ボスミンガーゼなどで数分もの間圧迫することで（図1-c），出血量を軽減させることが有用であった．その後，速やかに腫瘍を摘出し，さらに出血部位の大きな視野を得たのちに，吸引付きのバイポーラにて焼灼止血が可能となった（図1-d）．

前・後篩骨動脈は，内頸動脈の枝である眼動脈から眼窩内で分枝し，それぞれ前篩骨孔，後篩骨孔に入り篩骨洞天蓋を走行する．前篩骨洞動脈は，篩骨洞天蓋を外側後方から内側前方へ走行し，篩板から前頭蓋底に入り硬膜に到達する．後篩骨動脈は，前篩骨動脈の約 12 mm 後方の頭蓋底を横断する．これらの血管の損傷は，血管外側の骨に裂開がある場合，またはそれらが篩骨蜂巣の隔壁と間違えられて破壊された場合に発生する可能性がある[6]．篩骨洞の発育が広範囲によい場合には，前篩骨動脈（稀に後篩骨動脈）が頭蓋底のレベルより低位にあり，篩骨洞天蓋部を横断することは稀ではない．この解剖学的変異は，術前のCT画像にて同定することが可能であり術前に注意を要する．前述の如く，前篩骨動脈は，眼窩内

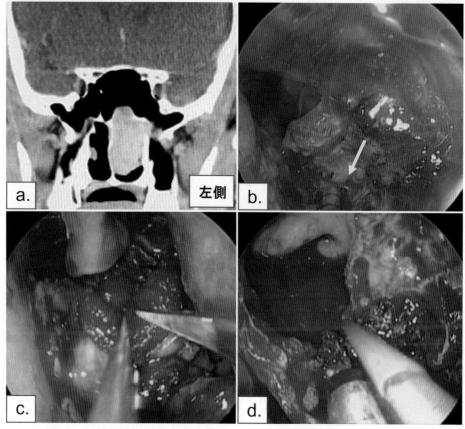

図1. 若年性鼻咽頭血管線維腫症例における左翼突管動脈からの出血への対応

眼動脈を介して，篩骨洞天蓋を外側から内側方向に走行するため，損傷した動脈断端が眼窩内に引き込まれ，重篤な眼窩内出血につながる可能性があり，細心の注意を払う必要がある．眼窩内出血が生じてしまった際の対応は，下記眼窩内損傷にて記述する．

1．電気凝固止血を行う際に用いるデバイス

　術中に動脈出血が発生した際には，モノポーラもしくはバイポーラの凝固デバイスによる焼灼止血にて制御が可能になることが多い．出血が激しい場合は，吸引焼灼が役立つが，過度の焼灼は，治癒の遅延，痂皮形成や骨の炎症による術後の不快感を引き起こす可能性がある．現在の吸引付き凝固デバイスは，様々な形状のものが使用可能となっている（図2-a）．これらの中で，バイポーラは先端の電極間で通電され，凝固深度はモノポーラと比較すると浅く，周辺組織への影響が少ない．一方で，モノポーラは，対極板の使用が必須となるが，局所へ当てるだけで凝固ができて，手

技も簡便である．しかしながら，バイポーラと比較すると，通電時間によっては凝固深度が深くなる可能性もあり，止血部位によっては危険が伴う．蝶口蓋孔部を比較的強い電圧にてモノポーラを使用した凝固止血の際に，電流の滑走伝達にて眼症状を認めることが起こり得る．また，頭蓋底を走行している前・後篩骨動脈からの止血の際には，頭蓋底損傷を引き起こし，髄液の流出を認めることもある．

2．モノポーラ凝固用インスツルメント使用におけるソフト凝固の有用性

　ソフト凝固とは，放電がなく200 Vp以下の低電圧にて多くの電流を伴い，組織の脱水・乾燥効果が得られるものである．多く電流を流して熱を与え，たんぱく変性を起こし出血点を閉じるイメージであり，放電はしないので切れない・焦げない・傷つけない組織の収縮による止血が可能となる．使用法のコツは，ソフト凝固の設定の中で，電圧（エフェクト）を上げて素早く止血することに

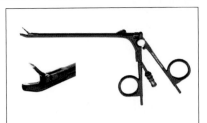

STAMMBERGER Bipolar Suction Forceps,
15° STORZ

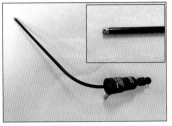

モノポーラ凝固用インスツルメント
839310N STORZ

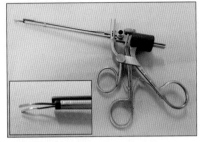

Wormald Bipolar Forceps with Suction
Medtronic

a.

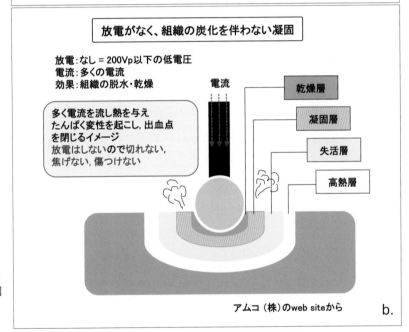

b.

図 2.
止血に際しての吸引付き
凝固デバイスとソフト凝固
について

より通電時間を短くし,凝固深度を浅くすること
である(図 2-b).

3.内頸動脈損傷における対応

　内頸動脈損傷は,大変稀ではあるが生じてしま
うととても重篤な合併症になるために細心の注意
を払う必要がある.鼻副鼻腔手術における内頸動
脈損傷は,蝶形骨洞内の内頸動脈隆起部がもっと
も生じやすい部位である.蝶形骨洞を開放する際
に篩骨洞側からのアプローチにて篩骨洞外側後方

へ鉗子を挿入してしまうと損傷する危険性があ
る.また,蝶形骨洞内の病変を除去する際に拡大
蝶形骨洞手術を施行し,可及的に前壁を開放して
大きな視野を得るが,隔壁の後方の付着部が内頸
動脈の走行部位上にある際の隔壁除去のためのド
リル操作による損傷や病変が内頸動脈隆起部近傍
にあり除去する際に損傷することがあり得る[6].
　万一生じてしまった際の対応は,まず麻酔下によ
り血圧を可及的に下げる.術者は,出血部位の視

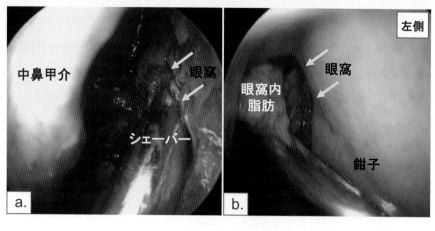

中鼻甲介　眼窩　シェーバー　a.

左側　眼窩　眼窩内脂肪　鉗子　b.

図 3.
眼窩内損傷
（児玉悟先生提供ビデオ
より）

野から眼をそらさず，サージセル，ガーゼを挿入
し止血を試みる．助手は損傷が生じた側の頸動脈
を外側より圧迫し，血流量を軽減する．脳外科医
に連絡し，損傷部側の鼠径部より大腿動脈にカ
テーテルを挿入し，セルジンガー法により内頸動
脈をコイルにて閉塞させる．引き続き大動脈撮影
を施行し，損傷部側大脳の静脈還流の遅延が対側
と比較して，① 0.5 秒未満の場合→追加処置を行
わない．② 0.5〜2 秒の場合→浅側頭動脈・中大脳
動脈吻合術を追加で施行する．③ 2 秒以上の場合
→橈骨動脈を間置したハイフロー（高流量）バイパ
ス術を追加で施行する[7]．②，③の手技を施行し
ても時間的に脳梗塞の予防には間に合わない可能
性が高く，社会復帰が難しい重篤な状態となる可
能性がある．

眼窩内損傷について

　眼窩内には，眼球，外眼筋，神経，血管などが
存在し，それぞれが筋膜や漿膜などに囲まれ，さ
らにその筋膜や漿膜同士が connective tissue
septa という結合組織で連続している．眼窩内脂
肪は connective tissue septa によって柔軟に連結
し，眼窩内にある眼球，外眼筋などを支え，眼球
運動の際にはこの connective tissue septa 全体が
動くことにより眼球や外眼筋のぶれを防ぐクッ
ションのような役割を果たす[8]．眼窩内側壁骨は
非常に薄く，特に前方は眼窩紙様板とも呼称され
ており損傷しやすい部位である．したがって，術
前の CT にて骨の欠損や周囲の病変との解剖学的
位置などに注意を要する．実際に内視鏡下鼻副鼻

腔手術の開始の段階にて，鉤状突起を除去する際
の切除ラインが大きく外側または後方に到達した
際に，眼窩紙様板を抜けて眼窩に入る可能性があ
る．また，上顎洞の発育が乏しい症例や篩骨洞病
変が高度である症例の開放の際に誤った過度の外
方へのアプローチは，眼窩紙様板の損傷を引き起
こす．眼窩内側壁骨膜の露出では，大きな副損傷
には至らないが眼窩内へ鉗子やマイクロデブリッ
ダーが及ぶと（図 3-a），眼窩内脂肪を鼻腔内に突
出させてしまう（図 3-b）．すぐにその状況を把握
することができて，脂肪の脱出も比較的少量であ
れば眼瞼の腫脹や皮下出血症状のみで大事に至ら
ないこともあるが[8]，認識しないままマイクロデ
ブリッダーを回し続けると内直筋の損傷から視神
経損傷にまで至ることもあり得る．内直筋は，特
に後部副鼻腔において副鼻腔の外側境界に近接し
ているため，このような損傷を受けやすいが，下
直筋と上斜筋の損傷も報告されている．手術時に
外眼筋の損傷が認められた場合は，すぐに眼科医
にコンサルトし，損傷の程度と筋肉修復の可能性
を判断する．損傷の程度は視機能の予後に対する
もっとも重要な因子であり，初回修復手術後に眼
球運動可動域の改善を待って，その可動域をその
まま移動させ両眼単一視野の中心にする斜視手術
を施行した際，最終的にはかなりのところまで回
復するものもあるが，眼球運動の全可動域を回復
することは困難であることが多い[8]．もっとも重
要なことは，その状況に早く気づくことである．
そのためには，眼窩内側近傍を手術する際に外側
から眼球を圧迫して眼窩紙様板の動きや脂肪の脱

出の有無を確認することが重要となる.

前篩骨動脈損傷による眼窩内血腫にて眼窩内圧が上昇すると, 網膜中心動脈の血流障害が生じ失明する可能性もあり, 早急な対応が必要な場合がある. 網膜は, 不可逆的な損傷に至るまでに, 約30〜90分の虚血に耐えることができる. 眼窩内出血の徴候と症状には, 眼球の緊張, 眼圧の上昇, 瞳孔反射の喪失, 眼痛, 眼球運動の制限, 視力の低下などがある. 術中にあやしいと思った際には, 躊躇せずメパッチを除去して眼窩内出血の有無を確認することが重要である. 眼球結膜が発赤・腫脹を認めていれば, できる限り早く手術を中断して, 対応を考えなければならない. その際, 眼窩内側壁骨眼窩容積を増加させ眼窩内圧を低下させるための外眼角靱帯の切断を施行する. その後, 必要に応じて眼窩内側壁を除去し, さらなる眼窩内圧を低下させることも考慮する. ゆっくりと拡大する眼窩血腫の対策の一つには, 鼻のパッキングの除去と目のマッサージが有効である. さらに, 緊急CTを撮影して, 眼窩内損傷の病態を把握し, ステロイド(デキサメタゾン 0.2 mg/kg), マンニトール:浸透圧利尿薬($1〜2$ g/kg)およびアセタゾラミド:炭酸脱水素阻害薬($10〜15$ mg/kg)の静脈投与が, 浮腫および房水産生を減少させる[6). いずれにしても, 視力や眼圧の検査など, 即時の眼科へのコンサルトは必須である.

頭蓋底損傷について

内視鏡下鼻副鼻腔手術中に頭蓋底骨の損傷が生じた場合, 髄液漏と頭蓋内損傷が発生し得る. これらの合併症は通常, 術中の出血量が多くその対応に苦慮している状況で, 鼻腔内のlandmarkがはっきりせず, 方向感覚を失うことから発症することがある. 頭蓋底の骨は眼窩紙様板とともにとても薄く, 前頭蓋骨の接合部でもっとも損傷を受けやすいが, 損傷は, 後部蝶形骨天蓋, 篩板, 前頭洞の後壁などの頭蓋底に沿ったどこでも発生する可能性がある. しかしながら医原性髄液漏は, 嗅窩外側壁や篩骨窩で生じやすい.

術中の髄液漏は, しばしば赤い血流というより暗い液体の流れとして認識されることが多いが, 出血量が乏しい際は, 透明な髄液と出血の拍動する流出が交互にみられる. 術中の髄液漏が生じてしまった際は, 術者は慌てず心を落ち着けて, まず損傷の程度の把握を行うことが大切である. その際に損傷部位を修復する適切な方法を考えるとともに頭蓋内での出血などが生じていないことも確認する.

たいていの小さな穿孔による髄液漏の程度が軽い場合においては, 穿孔周囲の骨面を数mm露出させ, 鼻中隔または鼻甲介から採取した遊離の皮弁からなる単層で欠損部位をオーバーレイで修復し, フィブリン糊を被覆するだけで, 欠損を封鎖することが可能である. より大きな欠損を認め, 髄液漏が明らかである際は, いわゆるウォーモルドが提唱したバスプラグ法が有用である[9). 前述の如く, 穿孔部周囲の骨を露出させ, 穿孔より大きな脂肪片を腹部(大腿部)から採取し, 吸収糸で固定する. いったん脂肪塊を頭蓋内に入れ(図4-a), 欠損部にはまり込むように糸を手前に引き(いわゆるバスプラグの如く栓をするように固定)(図4-b), 髄液漏閉鎖を行う. その後, 糸を脂肪片の部位で切る. その上から筋膜をオーバーレイで修復し, フィブリン糊を被覆するとより強固な閉鎖が得られる. しかしながら, 明らかな硬膜の欠損が生じてしまった場合は, multiple layerで被覆することが必要となる. 筋膜を欠損部から硬膜内にアンダーレイで敷き込み, その上から筋膜を再度オーバーレイで被覆する. 筋膜の間や周囲に脂肪を挿入しボリュームを持たせることもある. また, 欠損部が大きい際は, その上から鼻中隔の有形被弁を作成し用いると, より確実な閉鎖につながる. いずれにしても最終的なパッキングは, 閉鎖部の上にスポンゼルを圧縮したものを置いてから施行すると除去する際に閉鎖に用いた筋膜などが剝がれることを防ぐことになり有用である.

術後すぐに, 気脳症または頭蓋内損傷を評価するために頭部CTを必ず施行する. 周術期には髄

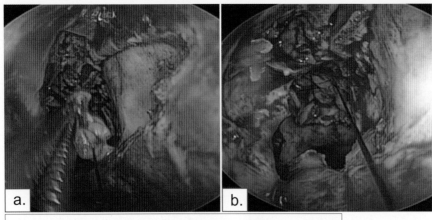

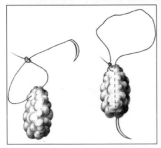
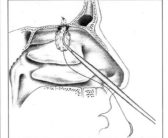
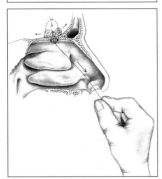

Endoscopic Sinus Surgery Anatomy,
Three-Dimensional Reconstruction,
and Surgical Technique
Peter-John Wormald   Second Edition
Thieme

図 4.
髄液漏の場合における頭蓋底小穿孔閉鎖
（バスプラグ法）
　　a，b：腹部（大腿部）から小さな脂肪片
を採取し，吸収糸で固定し，いったん
脂肪塊を頭蓋内に入れ，欠損部にはま
り込むように糸を手前に引き，髄液漏
閉鎖を行う（児玉悟先生提供ビデオよ
り）

液移行性のよい抗菌薬の点滴を施行するが，逆に髄膜炎の徴候をマスクする可能性もあるため注意を要する．いったん落ち着いた後も，修復の確認のために，CT を手術の 3～6 ヶ月後に再検することも必要である．

まとめ

　1）ESS の際の副損傷対策には，基本的な鼻副鼻腔の解剖に精通し，疾患の病態の把握および基本的な手術手技をまず身につけることが重要である．

　2）起こり得た副損傷を最小限度に抑えるためには，術者が早期に副損傷の発生と程度に気づくことであり，早急に対応することが重要である[4]．

　3）ESS の基本的な技術を学ぶだけでなく，いざという際の副損傷に対応するためにも，カダバーを用いたトレーニングを施行することは有用である．

文　献

1) Asaka D, Nakayama T, Hama T, et al：Risk factors for complications of endoscopic sinus surgery for chronic rhinosinusitis. Am J Rhinol Allergy, **26**：61-64, 2012.

2) Eloy JA, Svider PF, Setzen M：Clinical pearls in endoscopic sinus surgery：key steps in preventing and dealing with complication. Am J Otolaryngol, **35**：324-328, 2014.

Summary　手術を施行する際の術前のしっか

りとした準備は，ESS の有害事象を防ぐための重要な要素の一つである．

3）重田泰史，大櫛哲史，吉川　衛ほか：内視鏡下鼻内手術における術中副損傷および術後合併症の検討．日耳鼻会報，**115**：22-28，2002．

4）春名眞一：「第115回日本耳鼻咽喉科学会総会臨床セミナー」ESS における合併症対策．日耳鼻会報，**118**：736-744，2015．
　Summary　副損傷を最小限度に抑えるには，術者が早期に副損傷に気づくこと，また手術手技の基本に熟達すること．

5）Qin X, Sun Q, Chen G, et al：Risk factors for postoperative bleeding after endoscopic sinus surgery to treat chronic rhinosinusitis. Acta Otolaryngol, **141**：392-396, 2021.

6）Metson RB, Platt MP：Chapter 29 Complications of Endoscopic Sinus Surgery Prevention and Management. Edited by Kennedy DW, Hwang PH：370-380, Thieme Ney York. Stuttgart, 2012.

7）黒田　敏，石川達哉，能條　建ほか：Chapter 3 内頸動脈領域に対する血行再建術，Chapter 6 橈骨動脈を用いた long graft bypass．宝金清博（編著）：45-66，103-116，脳血行再建術．中外医学社，2008．

8）袴田　桂，嘉鳥信忠：鼻内内視鏡手術における眼窩損傷の検討とその対応．耳展，**57**：40-45，2014．

9）Wormald PJ：Chapter 12 Cerebrospinal Fluid Leak Closure：154-165, Endoscopic Sinus Surgery Anatomy, Three-Dimensional Reconstruction, and Surgical Technique Second Edition. Thieme Ney York. Stuttgart, 2008.
　Summary　頭蓋底欠損部が小さくとも髄液漏が明らかである際は，いわゆるウォーモルドが提唱したバスプラグ法が有用である．

FAX による注文・住所変更届け

改定：2015 年 1 月

毎度ご購読いただきましてありがとうございます．

読者の皆様方に小社の本をより確実にお届けさせていただくために，FAX でのご注文・住所変更届けを受けつけております．この機会に是非ご利用ください．

◇ご利用方法

FAX 専用注文書・住所変更届けは，そのまま切り離して FAX 用紙としてご利用ください．また，注文の場合手続き終了後，ご購入商品と郵便振替用紙を同封してお送りいたします．**代金が 5,000 円をこえる場合，代金引換便とさせて頂きます．**その他，申し込み・変更届けの方法は電話，郵便はがきも同様です．

◇代金引換について

本の代金が 5,000 円をこえる場合，代金引換とさせて頂きます．配達員が商品をお届けした際に，現金またはクレジットカード・デビットカードにて代金を配達員にお支払い下さい(本の代金＋消費税＋送料)．(※年間定期購読と同時に 5,000 円をこえるご注文を頂いた場合は代金引換とはなりません．郵便振替用紙を同封して発送いたします．代金後払いという形になります．送料は定期購読を含むご注文の場合は頂きません)

◇年間定期購読のお申し込みについて

年間定期購読は，1 年分を前金で頂いておりますため，代金引換とはなりません．郵便振替用紙を本と同封または別送いたします．送料無料，また何月号からでもお申込み頂けます．

毎年末，次年度定期購読のご案内をお送りいたしますので，定期購読更新のお手間が非常に少なく済みます．

◇住所変更届けについて

年間購読をお申し込みされております方は，その期間中お届け先が変更します際，必ずご連絡下さいますようよろしくお願い致します．

◇取消，変更について

取消，変更につきましては，お早めに FAX，お電話でお知らせ下さい．

返品は，原則として受けつけておりませんが，返品の場合の郵送料はお客様負担とさせていただきます．その際は必ず小社へご連絡ください．

◇ご送本について

ご送本につきましては，ご注文がありましてから約 1 週間前後とみていただきたいと思います．お急ぎの方は，ご注文の際にその旨をご記入ください．至急送らせていただきます．2～3 日でお手元に届くように手配いたします．

◇個人情報の利用目的

お客様から収集させていただいた個人情報，ご注文情報は本サービスを提供する目的(本の発送，ご注文内容の確認，問い合わせに対しての回答等)以外には利用することはございません．

その他，ご不明な点は小社までご連絡ください．

株式会社　全日本病院出版会　〒113-0033 東京都文京区本郷 3-16-4-7 F
電話 03(5689)5989　FAX03(5689)8030　郵便振替口座 00160-9-58753

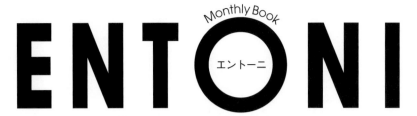

FAX 専用注文書

「Monthly Book ENTONI」誌のご注文の際は，このFAX専用注文書もご利用頂けます．また電話でのお申し込みも受け付けております．
毎月確実に入手したい方には年間購読申し込みをお勧めいたします．また各号1冊からの注文もできますので，お気軽にお問い合わせください．

バックナンバー合計
5,000円以上のご注文
は代金引換発送

―お問い合わせ先―
㈱全日本病院出版会　営業部
電話 03(5689)5989　　FAX 03(5689)8030

□年間定期購読申し込み　**No.**　　から

□バックナンバー申し込み

No.	-	冊	No.	-	冊	No.	-	冊	No.	-	冊
No.	-	冊	No.	-	冊	No.	-	冊	No.	-	冊
No.	-	冊	No.	-	冊	No.	-	冊	No.	-	冊
No.	-	冊	No.	-	冊	No.	-	冊	No.	-	冊

□他誌ご注文

	冊		冊

お名前	フリガナ　　　　　　　　　　　　　　　　　㊞	電話番号
ご送付先	〒　　-　　　　　　　　　　　　　　　　　　□自宅　　□お勤め先	

領収書　無 ・ 有 （宛名：　　　　　　　　　　　　　　）

全日本病院出版会行

FAX 03-5689-8030

年　　月　　日

住所変更届け

お名前	フリガナ	
お客様番号		毎回お送りしています封筒のお名前の右上に印字されております8ケタの番号をご記入下さい。
新お届け先	〒　　　　　都道 　　　　　　　府県	
新電話番号	（　　　　　）	
変更日付	年　　月　　日より	月号より
旧お届け先	〒	

※ 年間購読を注文されております雑誌・書籍名に✓を付けて下さい。

- ☐ Monthly Book Orthopaedics （月刊誌）
- ☐ Monthly Book Derma. （月刊誌）
- ☐ 整形外科最小侵襲手術ジャーナル （季刊誌）
- ☐ Monthly Book Medical Rehabilitation （月刊誌）
- ☐ Monthly Book ENTONI （月刊誌）
- ☐ PEPARS （月刊誌）
- ☐ Monthly Book OCULISTA （月刊誌）

FAX 03-5689-8030

全日本病院出版会行

通常号⇒ 本体 2,500 円＋税
※その他のバックナンバー，各目次等
　の詳しい内容は HP
　（www.zenniti.com）をご覧下さい.

次号予告

みみ・はな・のど アンチエイジング

No. 274（2022 年 8 月号）

編集企画／京都府立医科大学教授　平野　滋

耳管の老化と対策	二之湯　弦ほか
聴覚の老化とアンチエイジング	小川　高生ほか
平衡覚の加齢とアンチエイジング	瀧　正勝
嗅覚の老化とアンチエイジング	三輪　高喜
加齢性鼻漏とその対策	松根　彰志
味覚の老化とアンチエイジング	任　智美
声の老化とアンチエイジング	山下　勝
老嚥とアンチエイジング	熊井　良彦
老化と咽喉頭逆流症	廣崎　真柚ほか
耳鼻咽喉科領域における　抗酸化治療の可能性	楠　威志

編集顧問：本庄　巖　京都大学名誉教授

小林　俊光　仙塩利府病院
耳科手術センター長

編集主幹：曾根　三千彦　名古屋大学教授

香取　幸夫　東北大学教授

No. 273　編集企画：
吉川　衛　東邦大学医療センター
大橋病院教授

Monthly Book ENTONI No.273

2022 年 7 月 15 日発行（毎月 1 回 15 日発行）

定価は表紙に表示してあります．

Printed in Japan

発行者　末　定　広　光
発行所　株式会社　全日本病院出版会
〒 113-0033 東京都文京区本郷 3 丁目 16 番 4 号 7 階
電話（03）5689-5989　Fax（03）5689-8030
郵便振替口座 00160-9-58753

印刷・製本　三報社印刷株式会社　電話（03）3637-0005
広告取扱店　㈱日本医学広告社　電話（03）5226-2791

© ZEN・NIHONBYOIN・SHUPPANKAI, 2022